Livre de bord de la migraine

Lorsque vous pouvez identifier l'endroit où vous avez mal, cela peut vous aider à comprendre pourquoi vous avez mal. Ce livre peut vous aider à suivre l'évolution de vos symptômes et vous aider à trouver un soulagement efficace ou à décider si vous devez consulter un médecin.

Livre de bord de la migraine

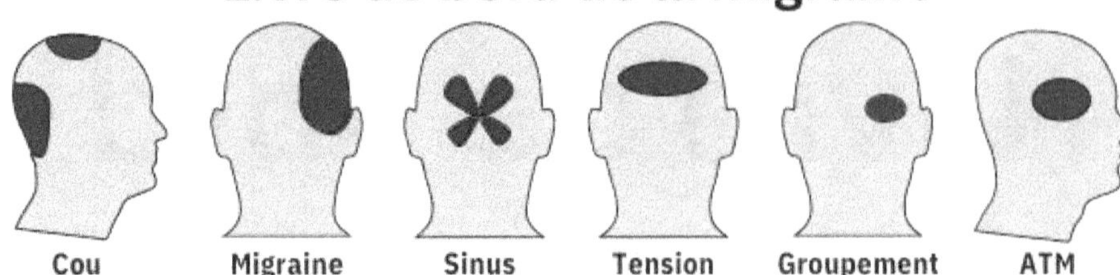

DATE: _______________   TEMPS [ ]: _______________ _______________

Sévérité de la douleur

1	2	3	4	5	6	7	8	9	10

Déclencheurs

☐ La faim   ☐ Insomnie

☐ Lumières vives   ☐ Maladie

☐ Café   ☐ Fatigue

☐ Stress au travail   ☐ Odeurs/ Parfums

☐ Strss à la maison   ☐ Motion

☐ Repas sautés   ☐ Fatigue des yeux

☐ Anxiété   ☐ _______________

Mesures d'allègement

Médicament	
L'eau	
Sommeil	
Exercer	
Autres	
Autres	

Notes: _______________

Livre de bord de la migraine

Livre de bord de la migraine

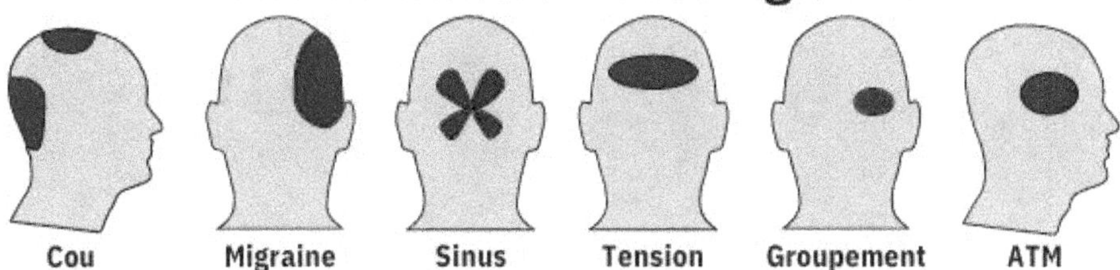

DATE: _______________ **TEMPS [ ]:** _______________ _______________

Sévérité de la douleur

1	2	3	4	5	6	7	8	9	10

Déclencheurs

☐ La faim ☐ Insomnie

☐ Lumières vives ☐ Maladie

☐ Café ☐ Fatigue

☐ Stress au travail ☐ Odeurs/ Parfums

☐ Strss à la maison ☐ Motion

☐ Repas sautés ☐ Fatigue des yeux

☐ Anxiété ☐ _______________

Mesures d'allègement

Médicament	
L'eau	
Sommeil	
Exercer	
Autres	
Autres	

Notes: _______________

Livre de bord de la migraine

Livre de bord de la migraine

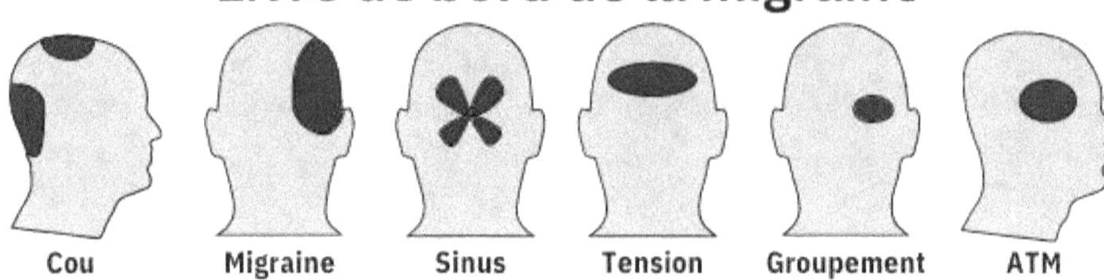

DATE: ___________________ **TEMPS [ ]:** ___________________

Sévérité de la douleur

1	2	3	4	5	6	7	8	9	10

Déclencheurs

- ☐ La faim
- ☐ Lumières vives
- ☐ Café
- ☐ Stress au travail
- ☐ Strss à la maison
- ☐ Repas sautés
- ☐ Anxiété

- ☐ Insomnie
- ☐ Maladie
- ☐ Fatigue
- ☐ Odeurs/ Parfums
- ☐ Motion
- ☐ Fatigue des yeux
- ☐ ___________________

Mesures d'allègement

Médicament	
L'eau	
Sommeil	
Exercer	
Autres	
Autres	

Notes: ___________________

Livre de bord de la migraine

Livre de bord de la migraine

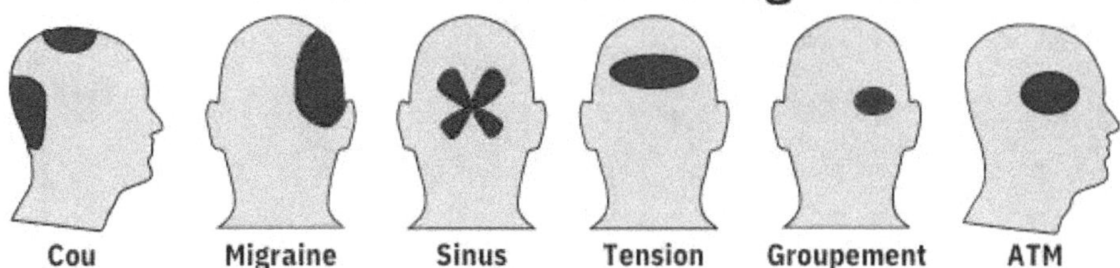

DATE: _______________   TEMPS [ ]: _______________

Sévérité de la douleur

1	2	3	4	5	6	7	8	9	10

Déclencheurs

- ☐ La faim
- ☐ Lumières vives
- ☐ Café
- ☐ Stress au travail
- ☐ Strss à la maison
- ☐ Repas sautés
- ☐ Anxiété

- ☐ Insomnie
- ☐ Maladie
- ☐ Fatigue
- ☐ Odeurs/ Parfums
- ☐ Motion
- ☐ Fatigue des yeux
- ☐ _______________

Mesures d'allègement

Médicament	
L'eau	
Sommeil	
Exercer	
Autres	
Autres	

Notes: _______________

Livre de bord de la migraine

Livre de bord de la migraine

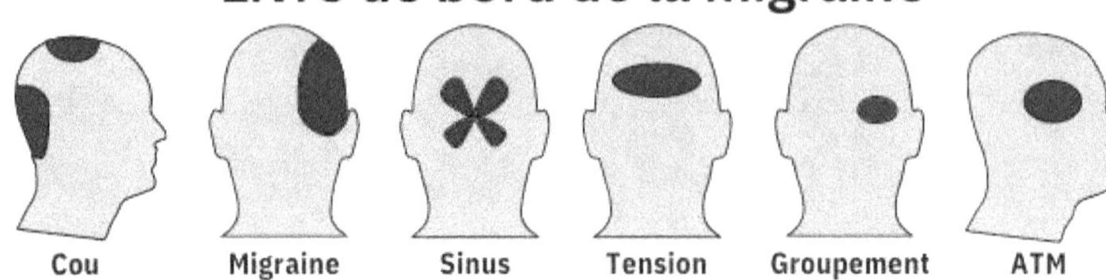

DATE: _______________   TEMPS [ ]: _______________   _______________

Sévérité de la douleur

1	2	3	4	5	6	7	8	9	10

Déclencheurs

☐ La faim	☐ Insomnie
☐ Lumières vives	☐ Maladie
☐ Café	☐ Fatigue
☐ Stress au travail	☐ Odeurs/ Parfums
☐ Strss à la maison	☐ Motion
☐ Repas sautés	☐ Fatigue des yeux
☐ Anxiété	☐ _______________

Mesures d'allègement

Médicament	
L'eau	
Sommeil	
Exercer	
Autres	
Autres	

Notes: _______________

Livre de bord de la migraine

Livre de bord de la migraine

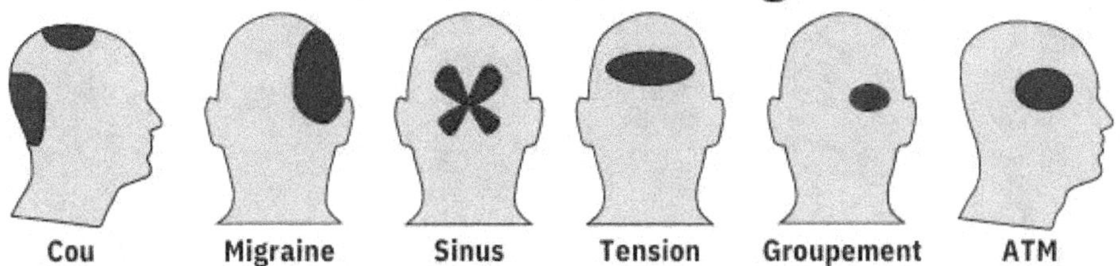

DATE: _______________   TEMPS [ ]: _____________ ___________

Sévérité de la douleur

1	2	3	4	5	6	7	8	9	10

Déclencheurs

- ☐ La faim
- ☐ Lumières vives
- ☐ Café
- ☐ Stress au travail
- ☐ Strss à la maison
- ☐ Repas sautés
- ☐ Anxiété
- ☐ Insomnie
- ☐ Maladie
- ☐ Fatigue
- ☐ Odeurs/ Parfums
- ☐ Motion
- ☐ Fatigue des yeux
- ☐ _______________

Mesures d'allègement

Médicament	
L'eau	
Sommeil	
Exercer	
Autres	
Autres	

Notes: _______________

Livre de bord de la migraine

Livre de bord de la migraine

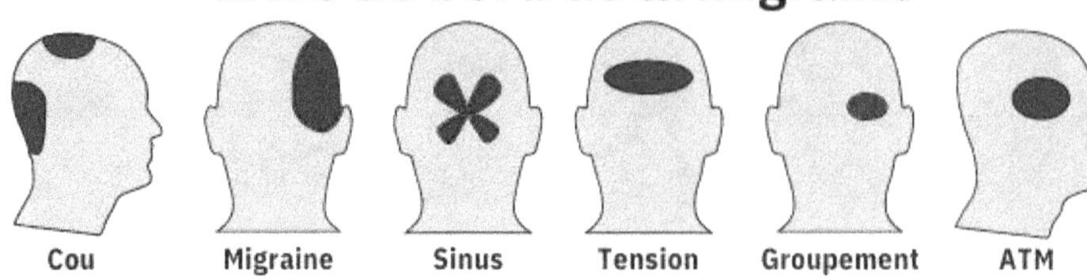

DATE: _______________   TEMPS [ ]: _______________   _______________

Sévérité de la douleur

| 1 | 2 | 3 | 4 | 5 | 6 | 7 | 8 | 9 | 10 |

Déclencheurs

☐ La faim   ☐ Insomnie

☐ Lumières vives   ☐ Maladie

☐ Café   ☐ Fatigue

☐ Stress au travail   ☐ Odeurs/ Parfums

☐ Strss à la maison   ☐ Motion

☐ Repas sautés   ☐ Fatigue des yeux

☐ Anxiété   ☐ _______________

Mesures d'allègement

Médicament	
L'eau	
Sommeil	
Exercer	
Autres	
Autres	

Notes: _______________

Livre de bord de la migraine

Livre de bord de la migraine

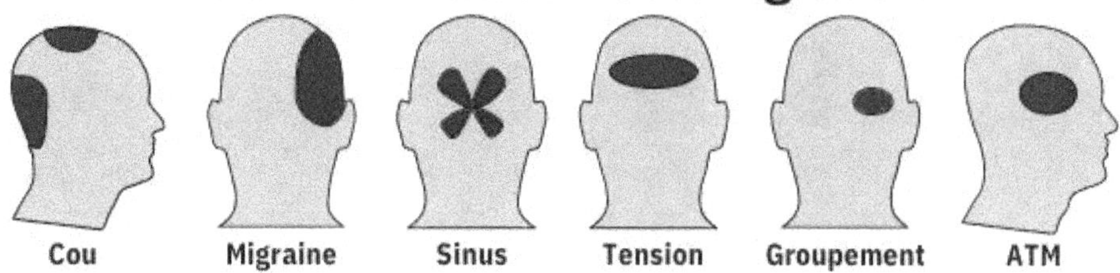

DATE: _______________   TEMPS [ ]: _______________   _______________

Sévérité de la douleur

1	2	3	4	5	6	7	8	9	10

Déclencheurs

☐ La faim   ☐ Insomnie

☐ Lumières vives   ☐ Maladie

☐ Café   ☐ Fatigue

☐ Stress au travail   ☐ Odeurs/ Parfums

☐ Strss à la maison   ☐ Motion

☐ Repas sautés   ☐ Fatigue des yeux

☐ Anxiété   ☐ _______________

Mesures d'allègement

Médicament	
L'eau	
Sommeil	
Exercer	
Autres	
Autres	

Notes: _______________

Livre de bord de la migraine

Livre de bord de la migraine

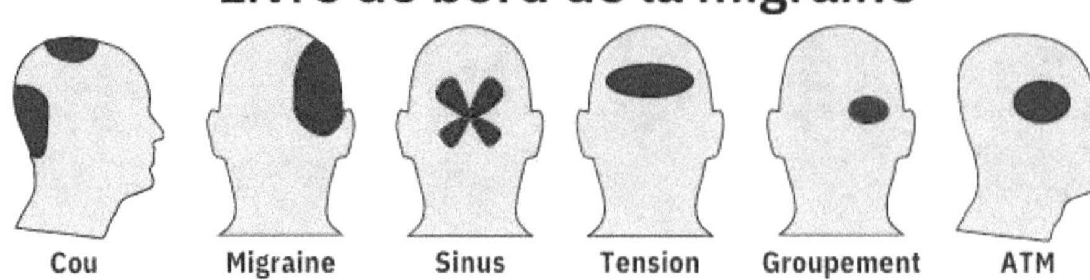

DATE: _________________   TEMPS [ ]: _________________   _________________

☐   ☐   ☐   ☐   ☐   ☐

Sévérité de la douleur

1	2	3	4	5	6	7	8	9	10

Déclencheurs

☐ La faim   ☐ Insomnie

☐ Lumières vives   ☐ Maladie

☐ Café   ☐ Fatigue

☐ Stress au travail   ☐ Odeurs/ Parfums

☐ Strss à la maison   ☐ Motion

☐ Repas sautés   ☐ Fatigue des yeux

☐ Anxiété   ☐ _______________

Mesures d'allègement

Médicament	
L'eau	
Sommeil	
Exercer	
Autres	
Autres	

Notes: _______________

Livre de bord de la migraine

Livre de bord de la migraine

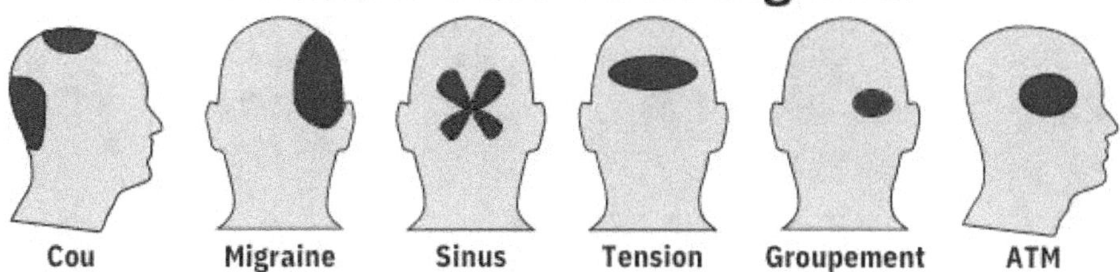

DATE: _____________   **TEMPS [ ]:** _____________

Sévérité de la douleur

1	2	3	4	5	6	7	8	9	10

Déclencheurs

- ☐ La faim
- ☐ Lumières vives
- ☐ Café
- ☐ Stress au travail
- ☐ Strss à la maison
- ☐ Repas sautés
- ☐ Anxiété

- ☐ Insomnie
- ☐ Maladie
- ☐ Fatigue
- ☐ Odeurs/ Parfums
- ☐ Motion
- ☐ Fatigue des yeux
- ☐ _____________

Mesures d'allègement

Médicament	
L'eau	
Sommeil	
Exercer	
Autres	
Autres	

Notes: _____________________

Livre de bord de la migraine

Livre de bord de la migraine

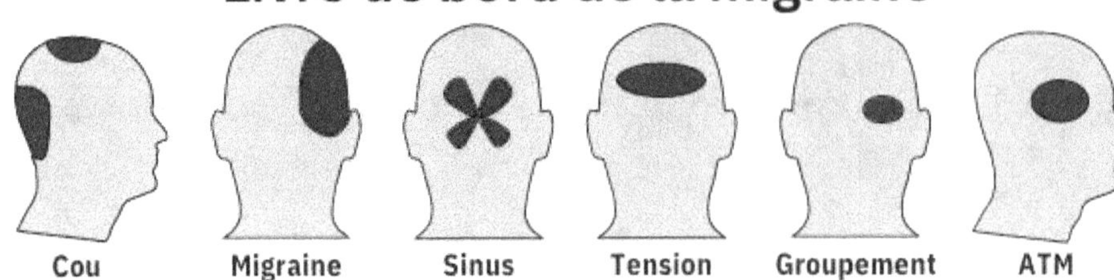

DATE: _______________   TEMPS [ ]: ___________   ___________

Sévérité de la douleur

1	2	3	4	5	6	7	8	9	10

Déclencheurs

☐ La faim   ☐ Insomnie

☐ Lumières vives   ☐ Maladie

☐ Café   ☐ Fatigue

☐ Stress au travail   ☐ Odeurs/ Parfums

☐ Strss à la maison   ☐ Motion

☐ Repas sautés   ☐ Fatigue des yeux

☐ Anxiété   ☐ _______________

Mesures d'allègement

Médicament	
L'eau	
Sommeil	
Exercer	
Autres	
Autres	

Notes: _______________________________

Livre de bord de la migraine

Livre de bord de la migraine

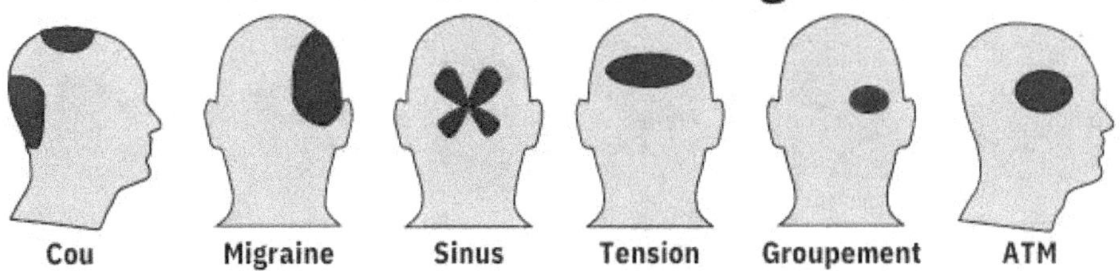

DATE: _________________   TEMPS [ ]: _________________

Sévérité de la douleur

1	2	3	4	5	6	7	8	9	10

Déclencheurs

☐ La faim	☐ Insomnie
☐ Lumières vives	☐ Maladie
☐ Café	☐ Fatigue
☐ Stress au travail	☐ Odeurs/ Parfums
☐ Strss à la maison	☐ Motion
☐ Repas sautés	☐ Fatigue des yeux
☐ Anxiété	☐ _____________

Mesures d'allègement

Médicament	
L'eau	
Sommeil	
Exercer	
Autres	
Autres	

Notes: _______________________________________

Livre de bord de la migraine

Livre de bord de la migraine

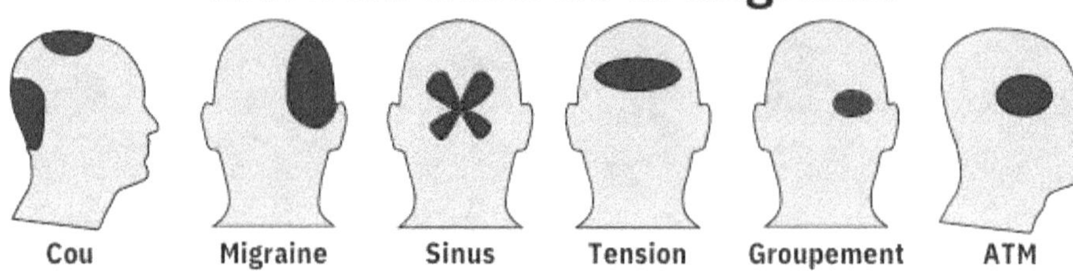

DATE: ______________   **TEMPS [ ]:** ______________

Sévérité de la douleur

1	2	3	4	5	6	7	8	9	10

Déclencheurs

☐ La faim	☐ Insomnie
☐ Lumières vives	☐ Maladie
☐ Café	☐ Fatigue
☐ Stress au travail	☐ Odeurs/ Parfums
☐ Strss à la maison	☐ Motion
☐ Repas sautés	☐ Fatigue des yeux
☐ Anxiété	☐ ______________

Mesures d'allègement

Médicament	
L'eau	
Sommeil	
Exercer	
Autres	
Autres	

Notes: ______________

Livre de bord de la migraine

Livre de bord de la migraine

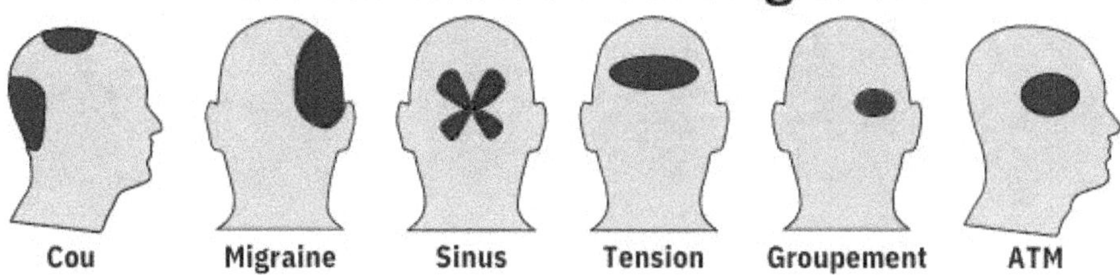

DATE: ___________________   TEMPS [ ]: ___________   ___________

Sévérité de la douleur

1	2	3	4	5	6	7	8	9	10

Déclencheurs

- ☐ La faim
- ☐ Lumières vives
- ☐ Café
- ☐ Stress au travail
- ☐ Strss à la maison
- ☐ Repas sautés
- ☐ Anxiété

- ☐ Insomnie
- ☐ Maladie
- ☐ Fatigue
- ☐ Odeurs/ Parfums
- ☐ Motion
- ☐ Fatigue des yeux
- ☐ ___________________

Mesures d'allègement

Médicament	
L'eau	
Sommeil	
Exercer	
Autres	
Autres	

Notes: _______________________________

Livre de bord de la migraine

Livre de bord de la migraine

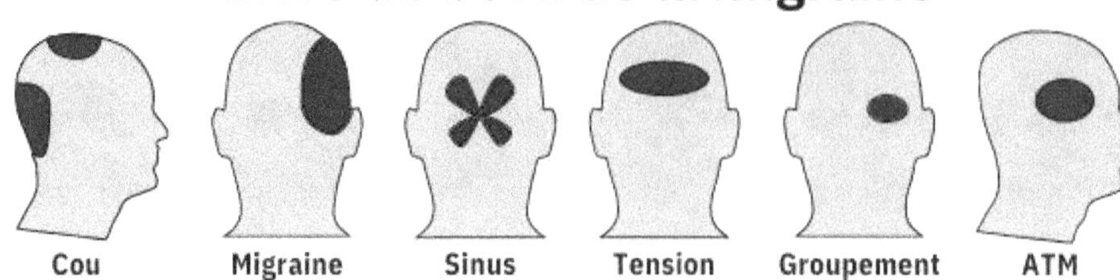

DATE: _______________   TEMPS [ ]: _______________   _______________

Sévérité de la douleur

1	2	3	4	5	6	7	8	9	10

Déclencheurs

☐ La faim   ☐ Insomnie

☐ Lumières vives   ☐ Maladie

☐ Café   ☐ Fatigue

☐ Stress au travail   ☐ Odeurs/ Parfums

☐ Strss à la maison   ☐ Motion

☐ Repas sautés   ☐ Fatigue des yeux

☐ Anxiété   ☐ _______________

Mesures d'allègement

Médicament	
L'eau	
Sommeil	
Exercer	
Autres	
Autres	

Notes: _______________

Livre de bord de la migraine

Livre de bord de la migraine

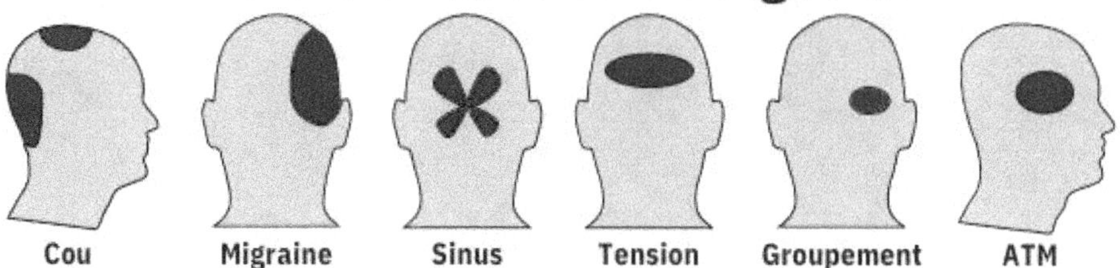

DATE: ______________________   TEMPS [ ]: ______________________

Sévérité de la douleur

1	2	3	4	5	6	7	8	9	10

Déclencheurs

- ☐ La faim
- ☐ Lumières vives
- ☐ Café
- ☐ Stress au travail
- ☐ Strss à la maison
- ☐ Repas sautés
- ☐ Anxiété

- ☐ Insomnie
- ☐ Maladie
- ☐ Fatigue
- ☐ Odeurs/ Parfums
- ☐ Motion
- ☐ Fatigue des yeux
- ☐ ______________

Mesures d'allègement

Médicament	
L'eau	
Sommeil	
Exercer	
Autres	
Autres	

Notes: ______________________

Livre de bord de la migraine

Livre de bord de la migraine

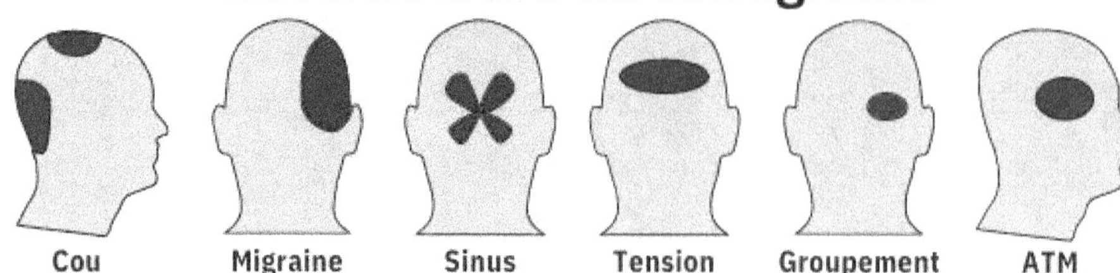

DATE: ______________   TEMPS [ ]: ______________

Sévérité de la douleur

1	2	3	4	5	6	7	8	9	10

Déclencheurs

- ☐ La faim
- ☐ Lumières vives
- ☐ Café
- ☐ Stress au travail
- ☐ Strss à la maison
- ☐ Repas sautés
- ☐ Anxiété

- ☐ Insomnie
- ☐ Maladie
- ☐ Fatigue
- ☐ Odeurs/ Parfums
- ☐ Motion
- ☐ Fatigue des yeux
- ☐ ______________

Mesures d'allègement

Médicament	
L'eau	
Sommeil	
Exercer	
Autres	
Autres	

Notes: ______________

Livre de bord de la migraine

Livre de bord de la migraine

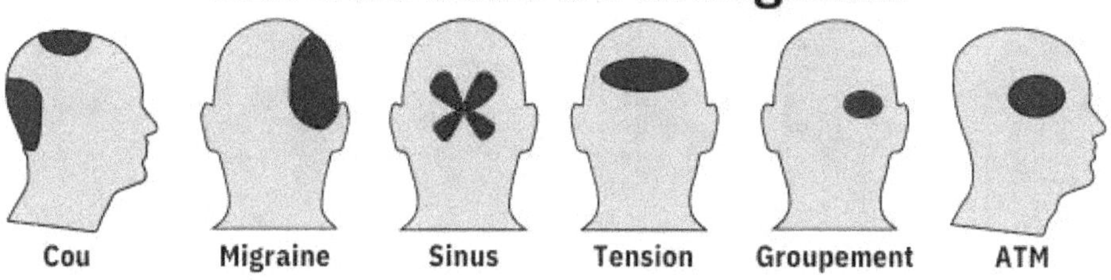

DATE: _______________   TEMPS [ ]: _______________ _______________

☐   ☐   ☐   ☐   ☐   ☐

Sévérité de la douleur

1	2	3	4	5	6	7	8	9	10

Déclencheurs

☐ La faim   ☐ Insomnie

☐ Lumières vives   ☐ Maladie

☐ Café   ☐ Fatigue

☐ Stress au travail   ☐ Odeurs/ Parfums

☐ Strss à la maison   ☐ Motion

☐ Repas sautés   ☐ Fatigue des yeux

☐ Anxiété   ☐ _______________

Mesures d'allègement

Médicament	
L'eau	
Sommeil	
Exercer	
Autres	
Autres	

Notes: ____

Livre de bord de la migraine

Livre de bord de la migraine

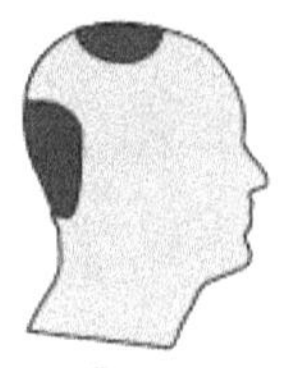

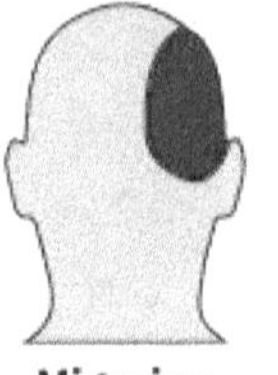

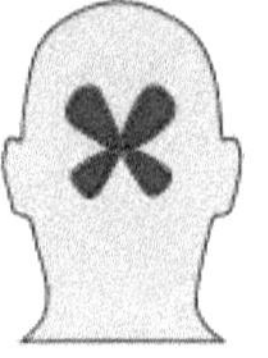

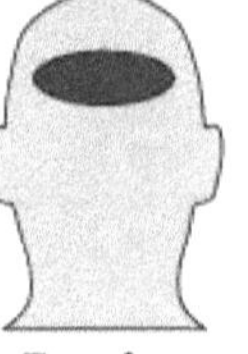

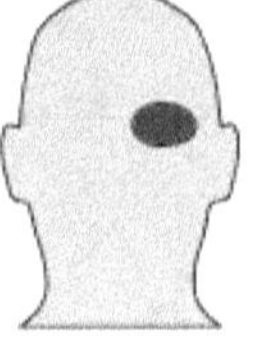

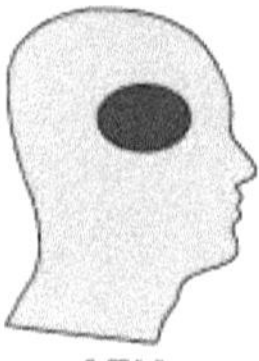

DATE: _______________   **TEMPS [ ]:** _______________

Sévérité de la douleur

1	2	3	4	5	6	7	8	9	10

Déclencheurs

☐ La faim	☐ Insomnie
☐ Lumières vives	☐ Maladie
☐ Café	☐ Fatigue
☐ Stress au travail	☐ Odeurs/ Parfums
☐ Strss à la maison	☐ Motion
☐ Repas sautés	☐ Fatigue des yeux
☐ Anxiété	☐ _______________

Mesures d'allègement

Médicament	
L'eau	
Sommeil	
Exercer	
Autres	
Autres	

Notes: _______________

Livre de bord de la migraine

Livre de bord de la migraine

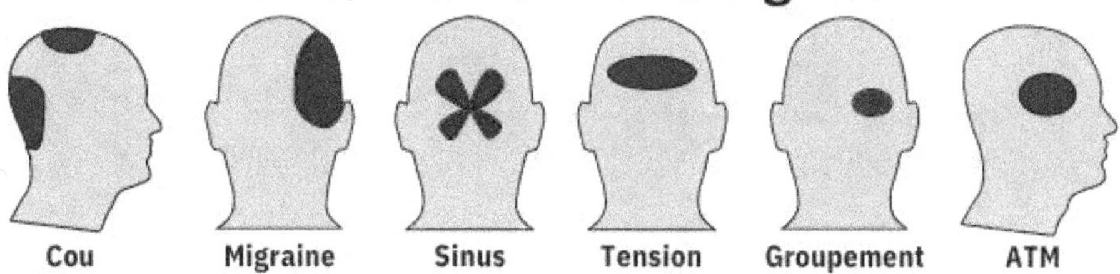

DATE: _______________   TEMPS [ ]: _____________ ____________

Sévérité de la douleur

1	2	3	4	5	6	7	8	9	10

Déclencheurs

☐ La faim	☐ Insomnie
☐ Lumières vives	☐ Maladie
☐ Café	☐ Fatigue
☐ Stress au travail	☐ Odeurs/ Parfums
☐ Strss à la maison	☐ Motion
☐ Repas sautés	☐ Fatigue des yeux
☐ Anxiété	☐ _______________

Mesures d'allègement

Médicament	
L'eau	
Sommeil	
Exercer	
Autres	
Autres	

Notes: ______________________________________

Livre de bord de la migraine

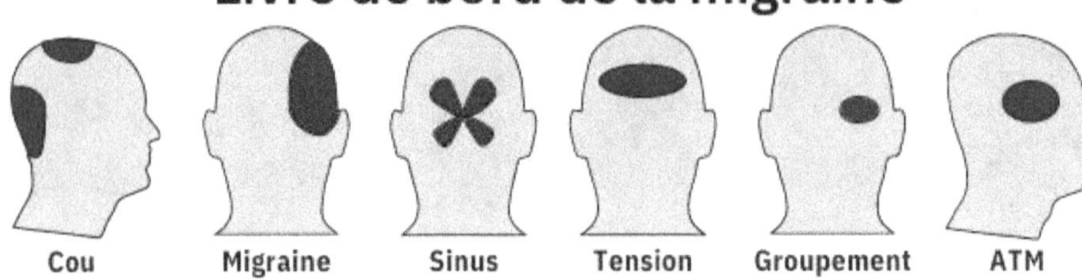

DATE: _______________   TEMPS [ ]: _______________   _______________

☐   ☐   ☐   ☐   ☐   ☐

Sévérité de la douleur

1	2	3	4	5	6	7	8	9	10

Déclencheurs

☐ La faim   ☐ Insomnie

☐ Lumières vives   ☐ Maladie

☐ Café   ☐ Fatigue

☐ Stress au travail   ☐ Odeurs/ Parfums

☐ Strss à la maison   ☐ Motion

☐ Repas sautés   ☐ Fatigue des yeux

☐ Anxiété   ☐ ______________

Mesures d'allègement

Médicament	
L'eau	
Sommeil	
Exercer	
Autres	
Autres	

Notes: _______________

Livre de bord de la migraine

Livre de bord de la migraine

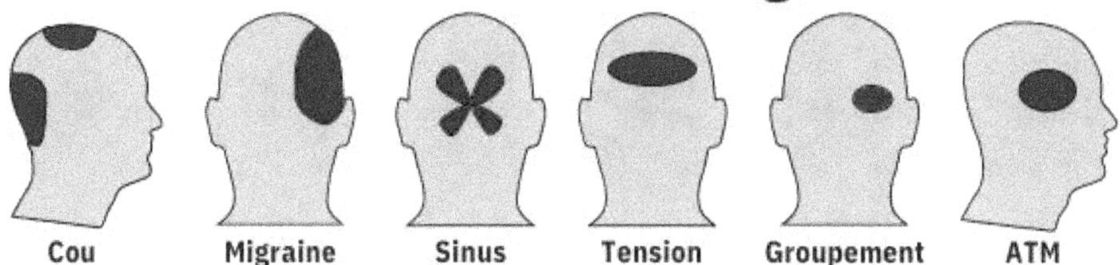

DATE: _______________   TEMPS [ ]: _____________ _____________

Sévérité de la douleur

1	2	3	4	5	6	7	8	9	10

Déclencheurs

- ☐ La faim
- ☐ Lumières vives
- ☐ Café
- ☐ Stress au travail
- ☐ Strss à la maison
- ☐ Repas sautés
- ☐ Anxiété

- ☐ Insomnie
- ☐ Maladie
- ☐ Fatigue
- ☐ Odeurs/ Parfums
- ☐ Motion
- ☐ Fatigue des yeux
- ☐ _______________

Mesures d'allègement

Médicament	
L'eau	
Sommeil	
Exercer	
Autres	
Autres	

Notes: ____

Livre de bord de la migraine

Livre de bord de la migraine

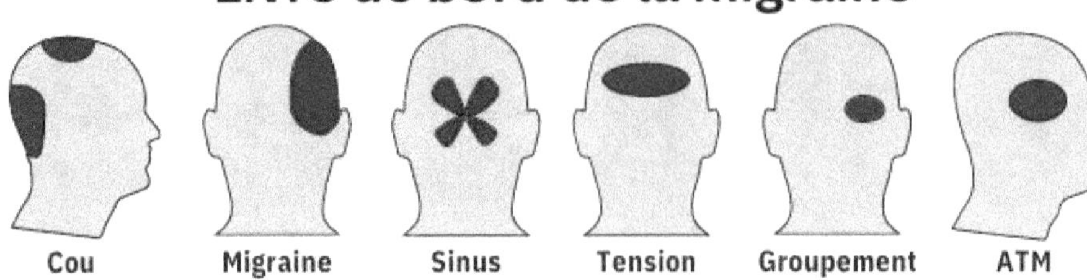

DATE: ______________   TEMPS [ ]: ______________   ______________

☀ ☐   ⛅ ☐   🌥 ☐   🌦 ☐   🌧 ☐   🌨 ☐   🌡 ______________

Sévérité de la douleur

1	2	3	4	5	6	7	8	9	10

Déclencheurs

☐ La faim	☐ Insomnie
☐ Lumières vives	☐ Maladie
☐ Café	☐ Fatigue
☐ Stress au travail	☐ Odeurs/ Parfums
☐ Strss à la maison	☐ Motion
☐ Repas sautés	☐ Fatigue des yeux
☐ Anxiété	☐ ______________

Mesures d'allègement

Médicament	
L'eau	
Sommeil	
Exercer	
Autres	
Autres	

Notes: ______________

Livre de bord de la migraine

Livre de bord de la migraine

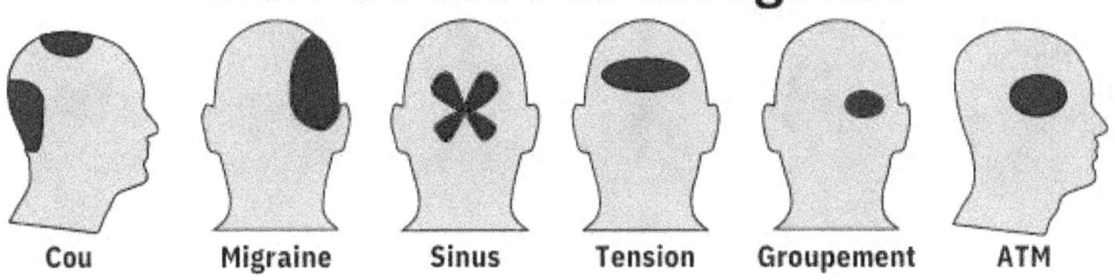

DATE: _______________   TEMPS [ ]: _____________   ___________

Sévérité de la douleur

1	2	3	4	5	6	7	8	9	10

Déclencheurs

☐ La faim	☐ Insomnie
☐ Lumières vives	☐ Maladie
☐ Café	☐ Fatigue
☐ Stress au travail	☐ Odeurs/ Parfums
☐ Strss à la maison	☐ Motion
☐ Repas sautés	☐ Fatigue des yeux
☐ Anxiété	☐ _____________

Mesures d'allègement

Médicament	
L'eau	
Sommeil	
Exercer	
Autres	
Autres	

Notes: _______________________________

Livre de bord de la migraine

Livre de bord de la migraine

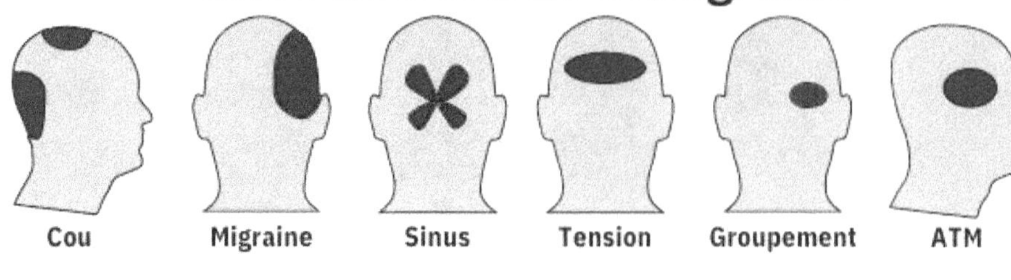

DATE: ______________________   **TEMPS [ ]:** ______________________

Sévérité de la douleur

1	2	3	4	5	6	7	8	9	10

Déclencheurs

- ☐ La faim
- ☐ Lumières vives
- ☐ Café
- ☐ Stress au travail
- ☐ Strss à la maison
- ☐ Repas sautés
- ☐ Anxiété

- ☐ Insomnie
- ☐ Maladie
- ☐ Fatigue
- ☐ Odeurs/ Parfums
- ☐ Motion
- ☐ Fatigue des yeux
- ☐ ______________

Mesures d'allègement

Médicament	
L'eau	
Sommeil	
Exercer	
Autres	
Autres	

Notes: ______________

Livre de bord de la migraine

Livre de bord de la migraine

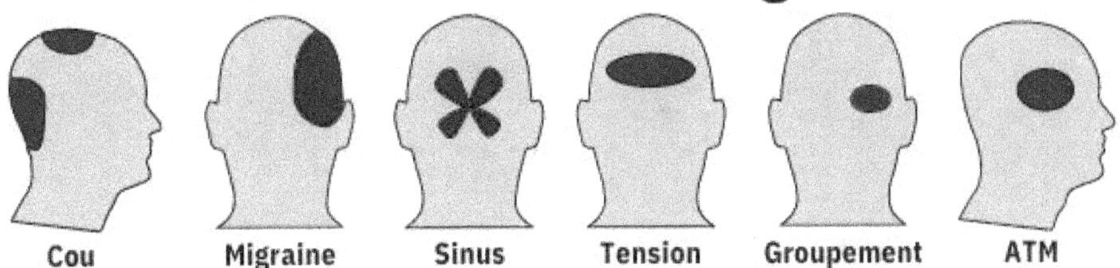

DATE: _____________   TEMPS [ ]: _____________ ___________

Sévérité de la douleur

1	2	3	4	5	6	7	8	9	10

Déclencheurs

☐ La faim   ☐ Insomnie

☐ Lumières vives   ☐ Maladie

☐ Café   ☐ Fatigue

☐ Stress au travail   ☐ Odeurs/ Parfums

☐ Strss à la maison   ☐ Motion

☐ Repas sautés   ☐ Fatigue des yeux

☐ Anxiété   ☐ _______________

Mesures d'allègement

Médicament	
L'eau	
Sommeil	
Exercer	
Autres	
Autres	

Notes: _________________________________

Livre de bord de la migraine

Livre de bord de la migraine

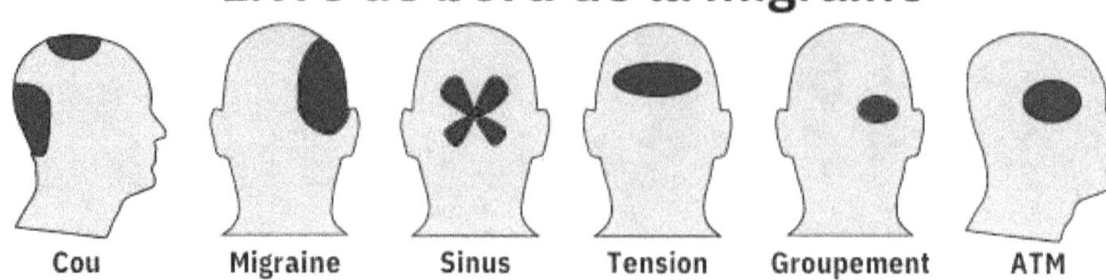

DATE: _______________   TEMPS [ ]: _______________

Sévérité de la douleur

1	2	3	4	5	6	7	8	9	10

Déclencheurs

☐ La faim	☐ Insomnie
☐ Lumières vives	☐ Maladie
☐ Café	☐ Fatigue
☐ Stress au travail	☐ Odeurs/ Parfums
☐ Strss à la maison	☐ Motion
☐ Repas sautés	☐ Fatigue des yeux
☐ Anxiété	☐ _____________

Mesures d'allègement

Médicament	
L'eau	
Sommeil	
Exercer	
Autres	
Autres	

Notes: _______________

Livre de bord de la migraine

Livre de bord de la migraine

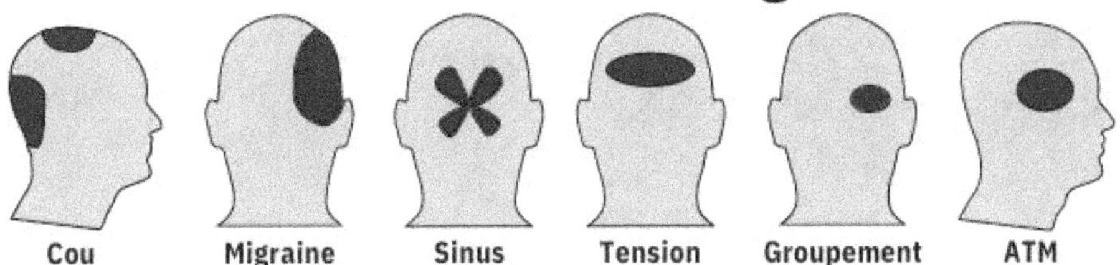

DATE: _______________   TEMPS [ ]: _______________   _______________

Sévérité de la douleur

1	2	3	4	5	6	7	8	9	10

Déclencheurs

- ☐ La faim
- ☐ Lumières vives
- ☐ Café
- ☐ Stress au travail
- ☐ Strss à la maison
- ☐ Repas sautés
- ☐ Anxiété

- ☐ Insomnie
- ☐ Maladie
- ☐ Fatigue
- ☐ Odeurs/ Parfums
- ☐ Motion
- ☐ Fatigue des yeux
- ☐ _______________

Mesures d'allègement

Médicament	
L'eau	
Sommeil	
Exercer	
Autres	
Autres	

Notes: _______________

Livre de bord de la migraine

Livre de bord de la migraine

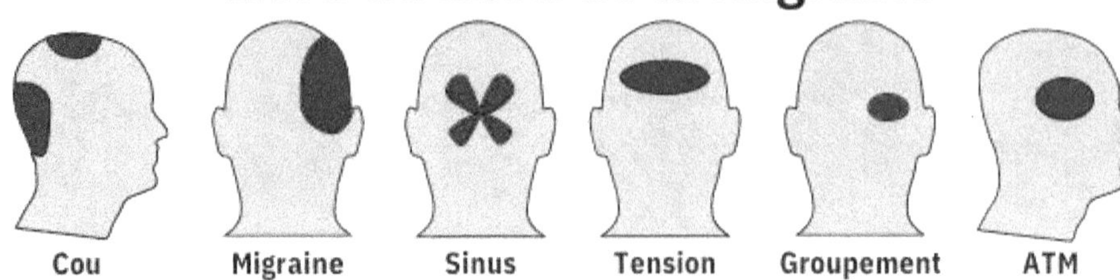

DATE: _______________   TEMPS [ ]: _______________

Sévérité de la douleur

1	2	3	4	5	6	7	8	9	10

Déclencheurs

☐ La faim	☐ Insomnie
☐ Lumières vives	☐ Maladie
☐ Café	☐ Fatigue
☐ Stress au travail	☐ Odeurs/ Parfums
☐ Strss à la maison	☐ Motion
☐ Repas sautés	☐ Fatigue des yeux
☐ Anxiété	☐ _______________

Mesures d'allègement

Médicament	
L'eau	
Sommeil	
Exercer	
Autres	
Autres	

Notes: _______________

Livre de bord de la migraine

Livre de bord de la migraine

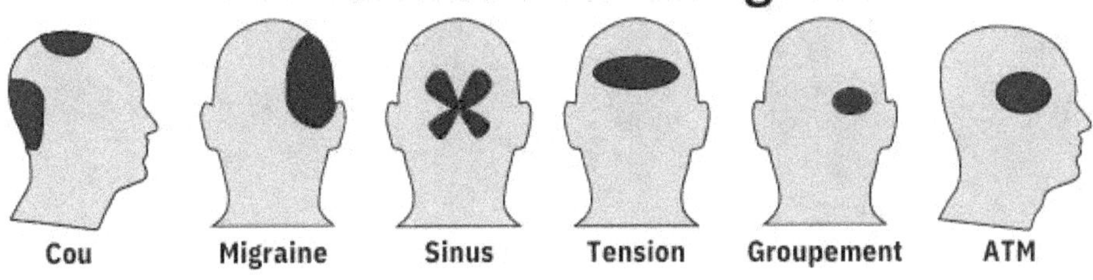

DATE: _______________   TEMPS [ ]: _________   _________

Sévérité de la douleur

1	2	3	4	5	6	7	8	9	10

Déclencheurs

☐ La faim	☐ Insomnie
☐ Lumières vives	☐ Maladie
☐ Café	☐ Fatigue
☐ Stress au travail	☐ Odeurs/ Parfums
☐ Strss à la maison	☐ Motion
☐ Repas sautés	☐ Fatigue des yeux
☐ Anxiété	☐ _____________

Mesures d'allègement

Médicament	
L'eau	
Sommeil	
Exercer	
Autres	
Autres	

Notes: _______________

Livre de bord de la migraine

Livre de bord de la migraine

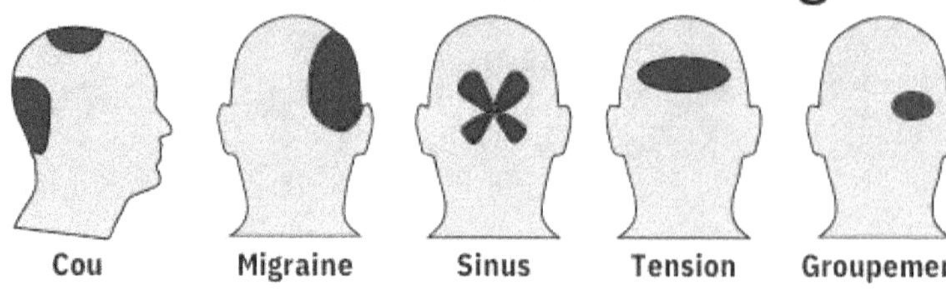

DATE: _____________ **TEMPS [ ]:** _____________ _____________

☐ ☐ ☐ ☐ ☐ ☐ 🌡 _____________

Sévérité de la douleur

1	2	3	4	5	6	7	8	9	10

Déclencheurs

☐ La faim	☐ Insomnie
☐ Lumières vives	☐ Maladie
☐ Café	☐ Fatigue
☐ Stress au travail	☐ Odeurs/ Parfums
☐ Strss à la maison	☐ Motion
☐ Repas sautés	☐ Fatigue des yeux
☐ Anxiété	☐ _____________

Mesures d'allègement

Médicament	
L'eau	
Sommeil	
Exercer	
Autres	
Autres	

Notes: _____________

Livre de bord de la migraine

Livre de bord de la migraine

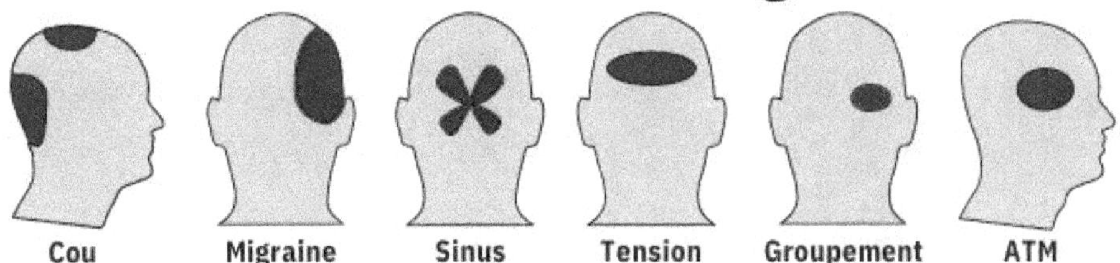

DATE: _______________   TEMPS [ ]: _________   _________

Sévérité de la douleur

1	2	3	4	5	6	7	8	9	10

Déclencheurs

☐ La faim	☐ Insomnie
☐ Lumières vives	☐ Maladie
☐ Café	☐ Fatigue
☐ Stress au travail	☐ Odeurs/ Parfums
☐ Strss à la maison	☐ Motion
☐ Repas sautés	☐ Fatigue des yeux
☐ Anxiété	☐ _______________

Mesures d'allègement

Médicament	
L'eau	
Sommeil	
Exercer	
Autres	
Autres	

Notes: _______________________________________

Livre de bord de la migraine

Livre de bord de la migraine

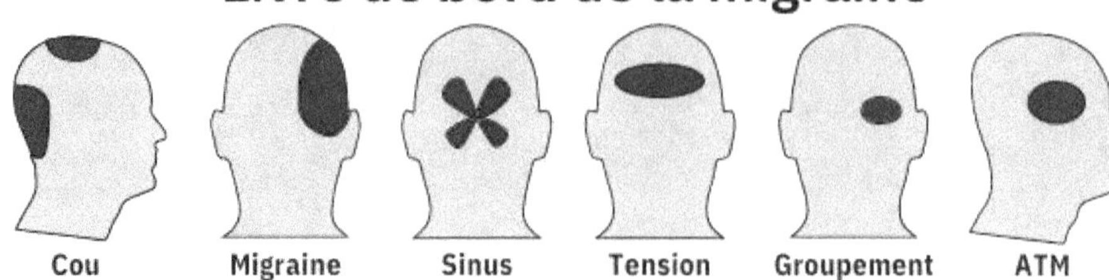

DATE: _______________   TEMPS [ ]: _______________

Sévérité de la douleur

1	2	3	4	5	6	7	8	9	10

Déclencheurs

☐ La faim   ☐ Insomnie

☐ Lumières vives   ☐ Maladie

☐ Café   ☐ Fatigue

☐ Stress au travail   ☐ Odeurs/ Parfums

☐ Strss à la maison   ☐ Motion

☐ Repas sautés   ☐ Fatigue des yeux

☐ Anxiété   ☐ _______________

Mesures d'allègement

Médicament	
L'eau	
Sommeil	
Exercer	
Autres	
Autres	

Notes: _______________

Livre de bord de la migraine

Livre de bord de la migraine

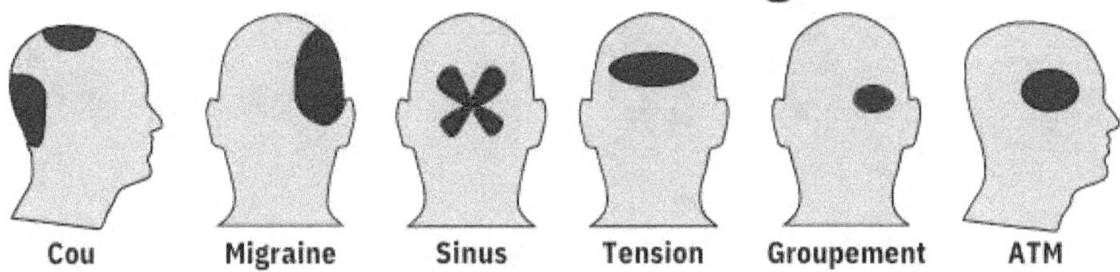

DATE: _______________   TEMPS [ ]: _________   _________

Sévérité de la douleur

1	2	3	4	5	6	7	8	9	10

Déclencheurs

- ☐ La faim
- ☐ Lumières vives
- ☐ Café
- ☐ Stress au travail
- ☐ Strss à la maison
- ☐ Repas sautés
- ☐ Anxiété

- ☐ Insomnie
- ☐ Maladie
- ☐ Fatigue
- ☐ Odeurs/ Parfums
- ☐ Motion
- ☐ Fatigue des yeux
- ☐ _______________

Mesures d'allègement

Médicament	
L'eau	
Sommeil	
Exercer	
Autres	
Autres	

Notes: _______________________________

Livre de bord de la migraine

Livre de bord de la migraine

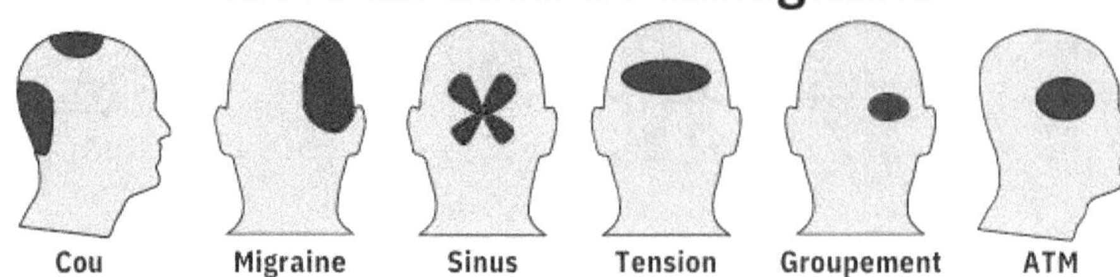

DATE: _____________   TEMPS [ ]: _____________   _____________

Sévérité de la douleur

1	2	3	4	5	6	7	8	9	10

Déclencheurs

- ☐ La faim
- ☐ Lumières vives
- ☐ Café
- ☐ Stress au travail
- ☐ Strss à la maison
- ☐ Repas sautés
- ☐ Anxiété

- ☐ Insomnie
- ☐ Maladie
- ☐ Fatigue
- ☐ Odeurs/ Parfums
- ☐ Motion
- ☐ Fatigue des yeux
- ☐ _____________

Mesures d'allègement

Médicament	
L'eau	
Sommeil	
Exercer	
Autres	
Autres	

Notes: _____________

Livre de bord de la migraine

Livre de bord de la migraine

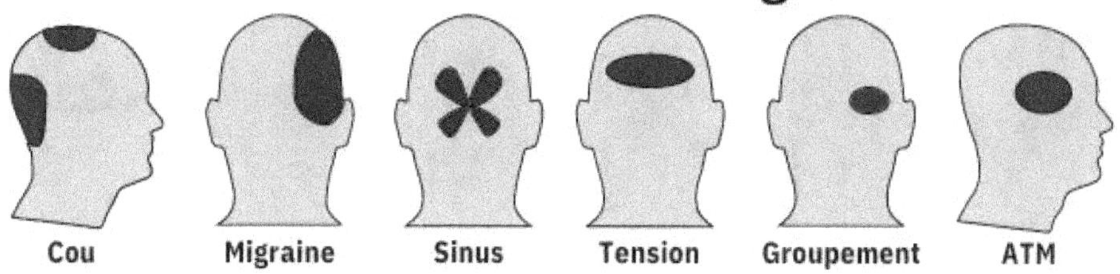

DATE: ______________________   **TEMPS [ ]:** ______________   ____________

Sévérité de la douleur

1	2	3	4	5	6	7	8	9	10

Déclencheurs

☐ La faim	☐ Insomnie
☐ Lumières vives	☐ Maladie
☐ Café	☐ Fatigue
☐ Stress au travail	☐ Odeurs/ Parfums
☐ Strss à la maison	☐ Motion
☐ Repas sautés	☐ Fatigue des yeux
☐ Anxiété	☐ ______________

Mesures d'allègement

Médicament	
L'eau	
Sommeil	
Exercer	
Autres	
Autres	

Notes: ____

Livre de bord de la migraine

Livre de bord de la migraine

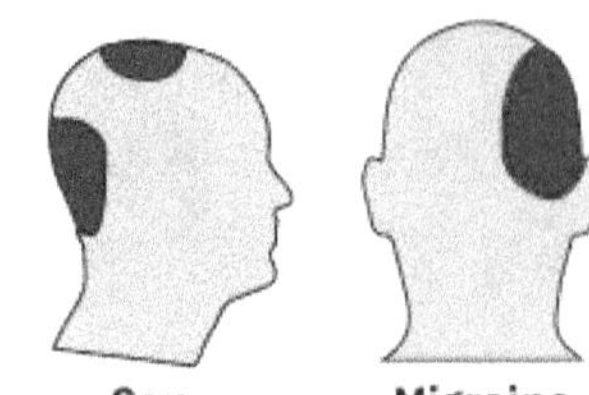 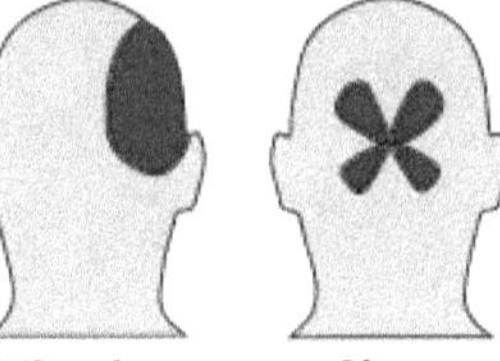 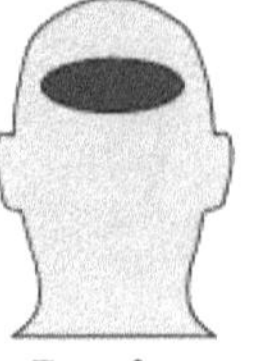 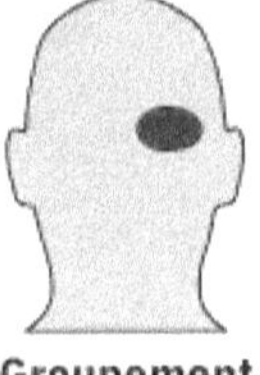 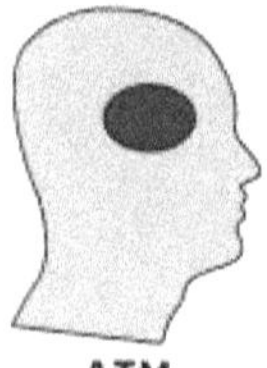

| Cou | Migraine | Sinus | Tension | Groupement | ATM |

DATE: _______________   **TEMPS [ ]:** _______________

Sévérité de la douleur

| 1 | 2 | 3 | 4 | 5 | 6 | 7 | 8 | 9 | 10 |

Déclencheurs

☐ La faim	☐ Insomnie
☐ Lumières vives	☐ Maladie
☐ Café	☐ Fatigue
☐ Stress au travail	☐ Odeurs/ Parfums
☐ Strss à la maison	☐ Motion
☐ Repas sautés	☐ Fatigue des yeux
☐ Anxiété	☐ _______________

Mesures d'allègement

Médicament	
L'eau	
Sommeil	
Exercer	
Autres	
Autres	

Notes: _______________

Livre de bord de la migraine

Livre de bord de la migraine

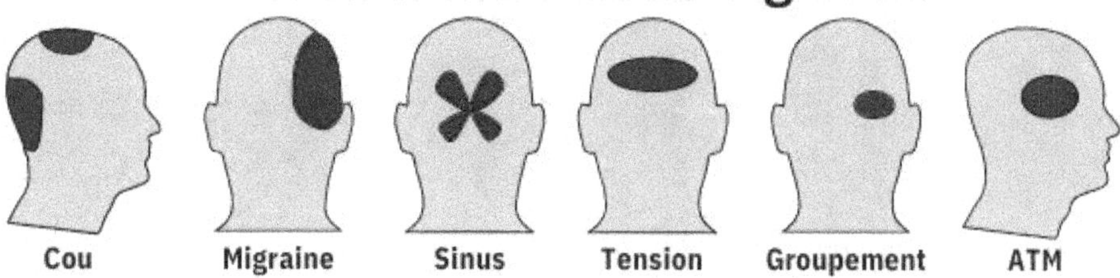

DATE: _________________ TEMPS [ ]: _________ _________

☐ ☐ ☐ ☐ ☐ ☐

Sévérité de la douleur

1	2	3	4	5	6	7	8	9	10

Déclencheurs

☐ La faim ☐ Insomnie

☐ Lumières vives ☐ Maladie

☐ Café ☐ Fatigue

☐ Stress au travail ☐ Odeurs/ Parfums

☐ Strss à la maison ☐ Motion

☐ Repas sautés ☐ Fatigue des yeux

☐ Anxiété ☐ _______________

Mesures d'allègement

Médicament	
L'eau	
Sommeil	
Exercer	
Autres	
Autres	

Notes: _______________

Livre de bord de la migraine

Livre de bord de la migraine

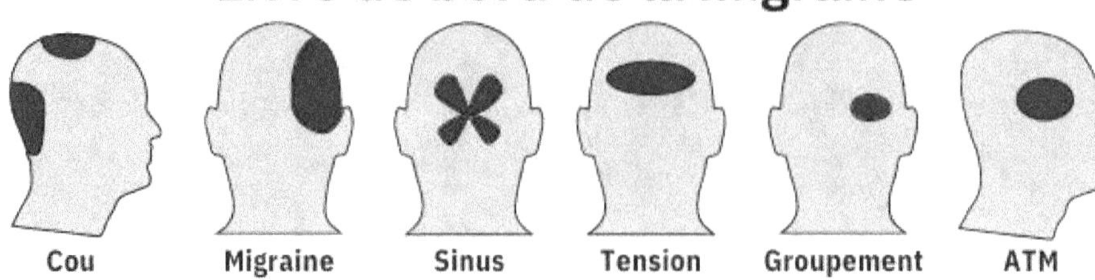

DATE: _______________   TEMPS [ ]: _______________

Sévérité de la douleur

1	2	3	4	5	6	7	8	9	10

Déclencheurs

- ☐ La faim
- ☐ Lumières vives
- ☐ Café
- ☐ Stress au travail
- ☐ Strss à la maison
- ☐ Repas sautés
- ☐ Anxiété

- ☐ Insomnie
- ☐ Maladie
- ☐ Fatigue
- ☐ Odeurs/ Parfums
- ☐ Motion
- ☐ Fatigue des yeux
- ☐ _______________

Mesures d'allègement

Médicament	
L'eau	
Sommeil	
Exercer	
Autres	
Autres	

Notes: _______________

Livre de bord de la migraine

Livre de bord de la migraine

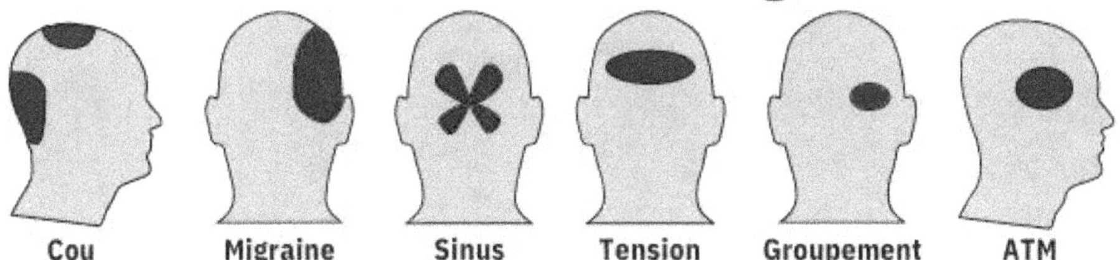

DATE: _______________   TEMPS [ ]: _______________

Sévérité de la douleur

1	2	3	4	5	6	7	8	9	10

Déclencheurs

☐ La faim   ☐ Insomnie

☐ Lumières vives   ☐ Maladie

☐ Café   ☐ Fatigue

☐ Stress au travail   ☐ Odeurs/ Parfums

☐ Strss à la maison   ☐ Motion

☐ Repas sautés   ☐ Fatigue des yeux

☐ Anxiété   ☐ _______________

Mesures d'allègement

Médicament	
L'eau	
Sommeil	
Exercer	
Autres	
Autres	

Notes: _______________

Livre de bord de la migraine

Livre de bord de la migraine

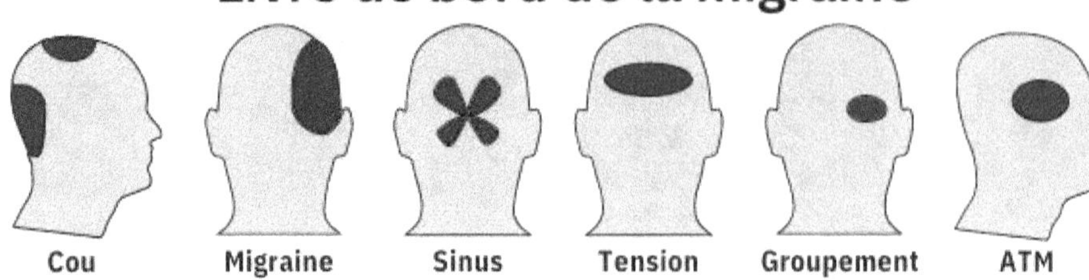

DATE: _______________   TEMPS [ ]: _______________

☐   ☐   ☐   ☐   ☐   ☐

Sévérité de la douleur

1	2	3	4	5	6	7	8	9	10

Déclencheurs

☐ La faim   ☐ Insomnie

☐ Lumières vives   ☐ Maladie

☐ Café   ☐ Fatigue

☐ Stress au travail   ☐ Odeurs/ Parfums

☐ Strss à la maison   ☐ Motion

☐ Repas sautés   ☐ Fatigue des yeux

☐ Anxiété   ☐ _______________

Mesures d'allègement

Médicament	
L'eau	
Sommeil	
Exercer	
Autres	
Autres	

Notes: _______________

Livre de bord de la migraine

Livre de bord de la migraine

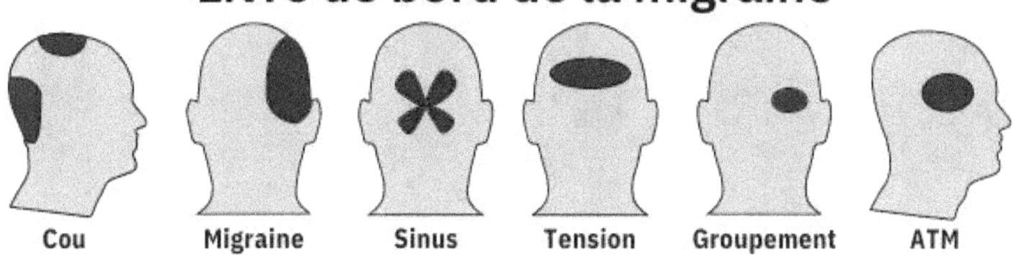

DATE: _________________   TEMPS [ ]: _________________   _________________

Sévérité de la douleur

1	2	3	4	5	6	7	8	9	10

Déclencheurs

☐ La faim   ☐ Insomnie

☐ Lumières vives   ☐ Maladie

☐ Café   ☐ Fatigue

☐ Stress au travail   ☐ Odeurs/ Parfums

☐ Strss à la maison   ☐ Motion

☐ Repas sautés   ☐ Fatigue des yeux

☐ Anxiété   ☐ _________________

Mesures d'allègement

Médicament	
L'eau	
Sommeil	
Exercer	
Autres	
Autres	

Notes: ____

Livre de bord de la migraine

Livre de bord de la migraine

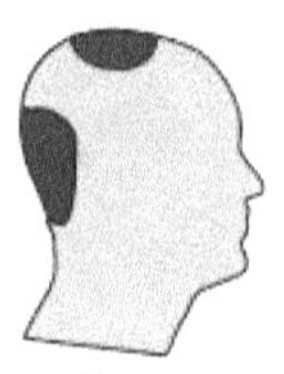

Cou

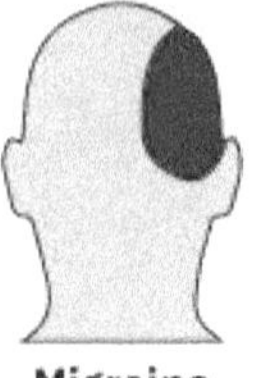

Migraine

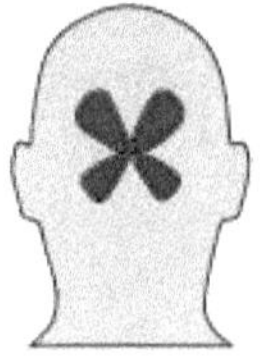

Sinus

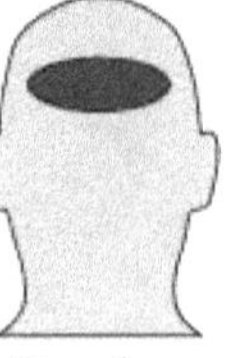

Tension

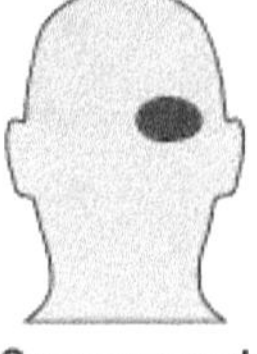

Groupement

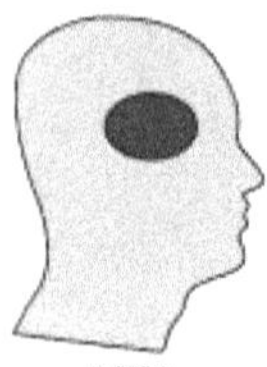

ATM

DATE: _______________   **TEMPS [ ]:** _______________

Sévérité de la douleur

1	2	3	4	5	6	7	8	9	10

Déclencheurs

- ☐ La faim
- ☐ Lumières vives
- ☐ Café
- ☐ Stress au travail
- ☐ Strss à la maison
- ☐ Repas sautés
- ☐ Anxiété

- ☐ Insomnie
- ☐ Maladie
- ☐ Fatigue
- ☐ Odeurs/ Parfums
- ☐ Motion
- ☐ Fatigue des yeux
- ☐ _______________

Mesures d'allègement

Médicament	
L'eau	
Sommeil	
Exercer	
Autres	
Autres	

Notes: _______________

Livre de bord de la migraine

Livre de bord de la migraine

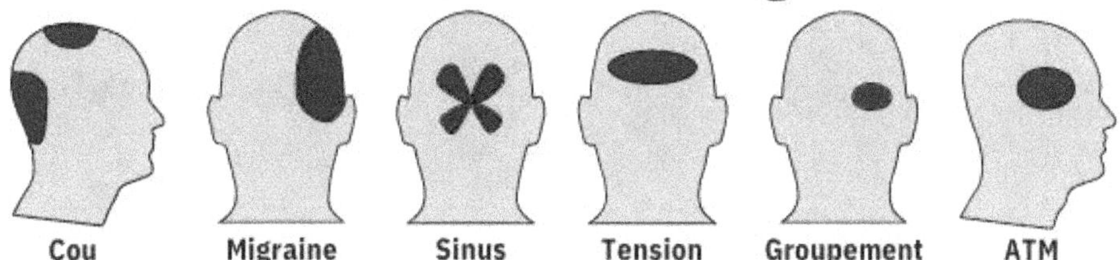

DATE: _______________   **TEMPS [ ]:** _______________   _______________

Sévérité de la douleur

1	2	3	4	5	6	7	8	9	10

Déclencheurs

☐ La faim   ☐ Insomnie

☐ Lumières vives   ☐ Maladie

☐ Café   ☐ Fatigue

☐ Stress au travail   ☐ Odeurs/ Parfums

☐ Strss à la maison   ☐ Motion

☐ Repas sautés   ☐ Fatigue des yeux

☐ Anxiété   ☐ _______________

Mesures d'allègement

Médicament	
L'eau	
Sommeil	
Exercer	
Autres	
Autres	

Notes: _______________

Livre de bord de la migraine

Livre de bord de la migraine

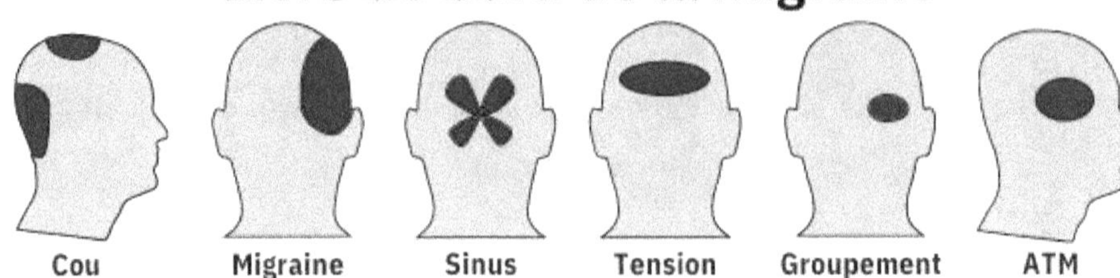

DATE: ________________   TEMPS [ ]: ________________

Sévérité de la douleur

1	2	3	4	5	6	7	8	9	10

Déclencheurs

☐ La faim ☐ Insomnie

☐ Lumières vives ☐ Maladie

☐ Café ☐ Fatigue

☐ Stress au travail ☐ Odeurs/ Parfums

☐ Strss à la maison ☐ Motion

☐ Repas sautés ☐ Fatigue des yeux

☐ Anxiété ☐ ________________

Mesures d'allègement

Médicament	
L'eau	
Sommeil	
Exercer	
Autres	
Autres	

Notes: ________________

Livre de bord de la migraine

Livre de bord de la migraine

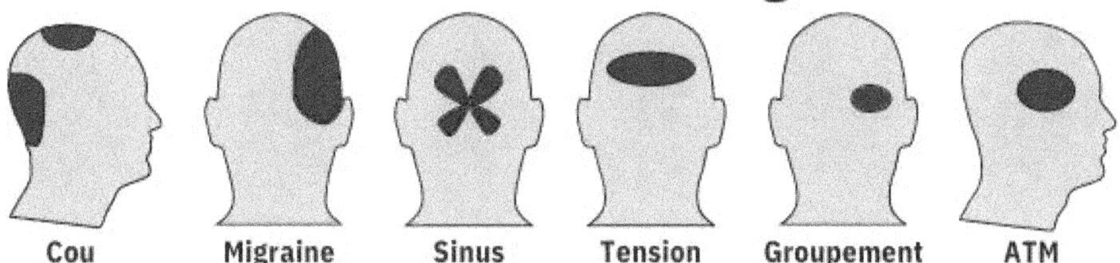

DATE: _______________________   TEMPS [ ]: _____________   _____________

Sévérité de la douleur

| 1 | 2 | 3 | 4 | 5 | 6 | 7 | 8 | 9 | 10 |

Déclencheurs

- ☐ La faim
- ☐ Lumières vives
- ☐ Café
- ☐ Stress au travail
- ☐ Strss à la maison
- ☐ Repas sautés
- ☐ Anxiété

- ☐ Insomnie
- ☐ Maladie
- ☐ Fatigue
- ☐ Odeurs/ Parfums
- ☐ Motion
- ☐ Fatigue des yeux
- ☐ _______________

Mesures d'allègement

Médicament	
L'eau	
Sommeil	
Exercer	
Autres	
Autres	

Notes: _______________________________

Livre de bord de la migraine

Livre de bord de la migraine

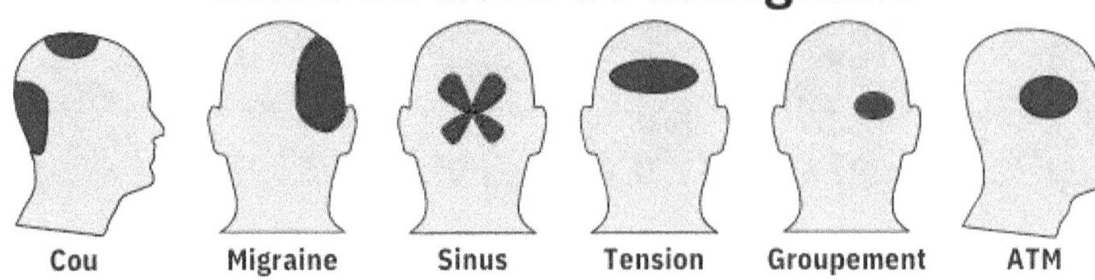

DATE: _______________   TEMPS [ ]: _______________

Sévérité de la douleur

1	2	3	4	5	6	7	8	9	10

Déclencheurs

☐ La faim   ☐ Insomnie

☐ Lumières vives   ☐ Maladie

☐ Café   ☐ Fatigue

☐ Stress au travail   ☐ Odeurs/ Parfums

☐ Strss à la maison   ☐ Motion

☐ Repas sautés   ☐ Fatigue des yeux

☐ Anxiété   ☐ _______________

Mesures d'allègement

Médicament	
L'eau	
Sommeil	
Exercer	
Autres	
Autres	

Notes: _______________

Livre de bord de la migraine

Livre de bord de la migraine

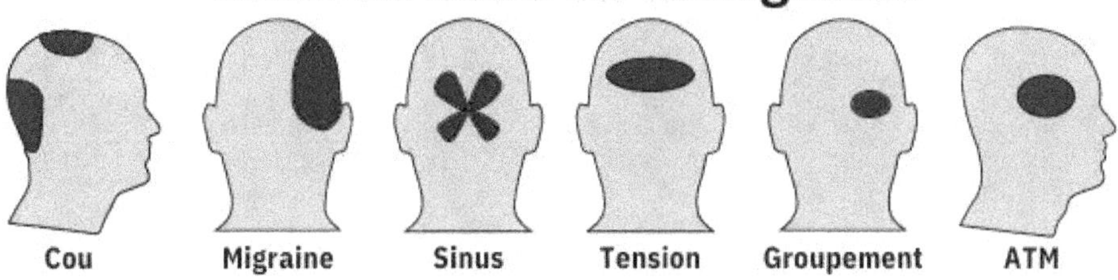

DATE: __________________   TEMPS [ ]: __________________   __________________

Sévérité de la douleur

1	2	3	4	5	6	7	8	9	10

Déclencheurs

☐ La faim	☐ Insomnie
☐ Lumières vives	☐ Maladie
☐ Café	☐ Fatigue
☐ Stress au travail	☐ Odeurs/ Parfums
☐ Strss à la maison	☐ Motion
☐ Repas sautés	☐ Fatigue des yeux
☐ Anxiété	☐ ______________

Mesures d'allègement

Médicament	
L'eau	
Sommeil	
Exercer	
Autres	
Autres	

Notes: _______________________________________

Livre de bord de la migraine

Livre de bord de la migraine

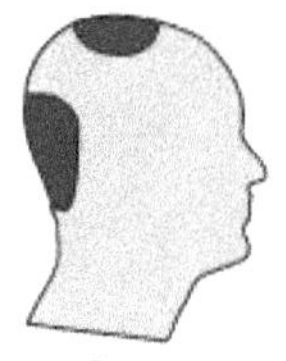 Cou
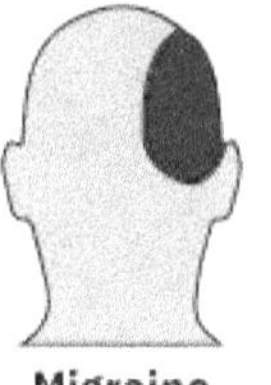 Migraine
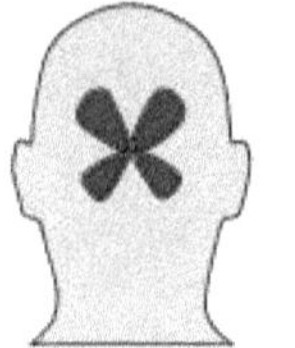 Sinus
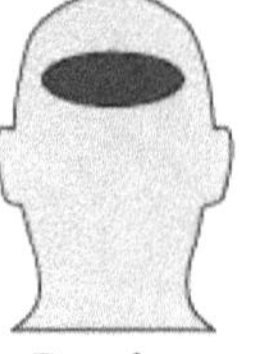 Tension
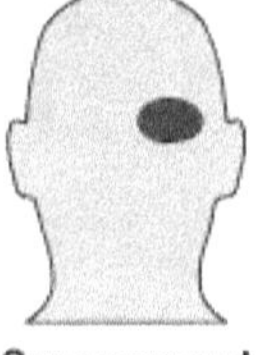 Groupement
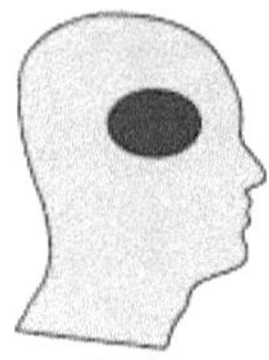 ATM

DATE: _______________   TEMPS [ ]: _______________ _______________

☐ ☐ ☐ ☐ ☐ ☐ 🌡 _______

Sévérité de la douleur

1	2	3	4	5	6	7	8	9	10

Déclencheurs

☐ La faim   ☐ Insomnie

☐ Lumières vives   ☐ Maladie

☐ Café   ☐ Fatigue

☐ Stress au travail   ☐ Odeurs/ Parfums

☐ Strss à la maison   ☐ Motion

☐ Repas sautés   ☐ Fatigue des yeux

☐ Anxiété   ☐ _______________

Mesures d'allègement

Médicament	
L'eau	
Sommeil	
Exercer	
Autres	
Autres	

Notes: _______________

Livre de bord de la migraine

Livre de bord de la migraine

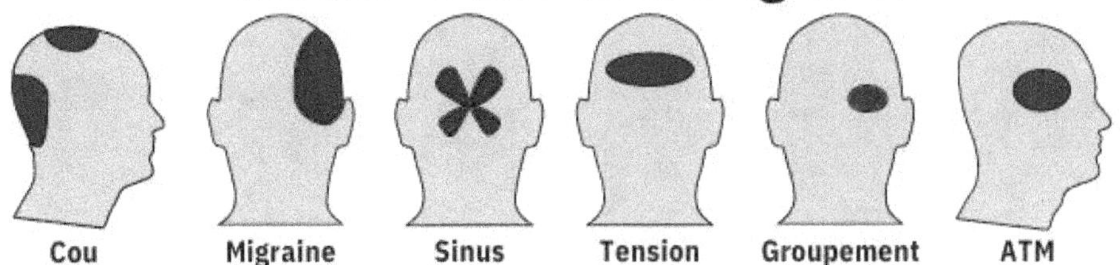

DATE: _______________   TEMPS [ ]: __________ __________

Sévérité de la douleur

1	2	3	4	5	6	7	8	9	10

Déclencheurs

☐ La faim   ☐ Insomnie

☐ Lumières vives   ☐ Maladie

☐ Café   ☐ Fatigue

☐ Stress au travail   ☐ Odeurs/ Parfums

☐ Strss à la maison   ☐ Motion

☐ Repas sautés   ☐ Fatigue des yeux

☐ Anxiété   ☐ _______________

Mesures d'allègement

Médicament	
L'eau	
Sommeil	
Exercer	
Autres	
Autres	

Notes: ___________________________

Livre de bord de la migraine

Livre de bord de la migraine

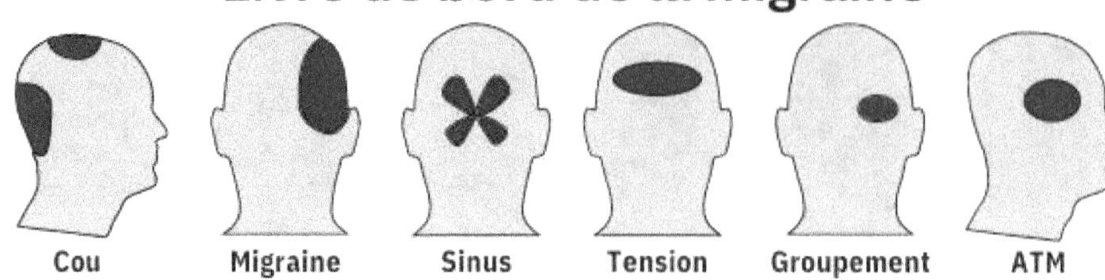

DATE: _______________   TEMPS [ ]: _______________

Sévérité de la douleur

1	2	3	4	5	6	7	8	9	10

Déclencheurs

☐ La faim   ☐ Insomnie

☐ Lumières vives   ☐ Maladie

☐ Café   ☐ Fatigue

☐ Stress au travail   ☐ Odeurs/ Parfums

☐ Strss à la maison   ☐ Motion

☐ Repas sautés   ☐ Fatigue des yeux

☐ Anxiété   ☐ _______________

Mesures d'allègement

Médicament	
L'eau	
Sommeil	
Exercer	
Autres	
Autres	

Notes: _______________

Livre de bord de la migraine

Livre de bord de la migraine

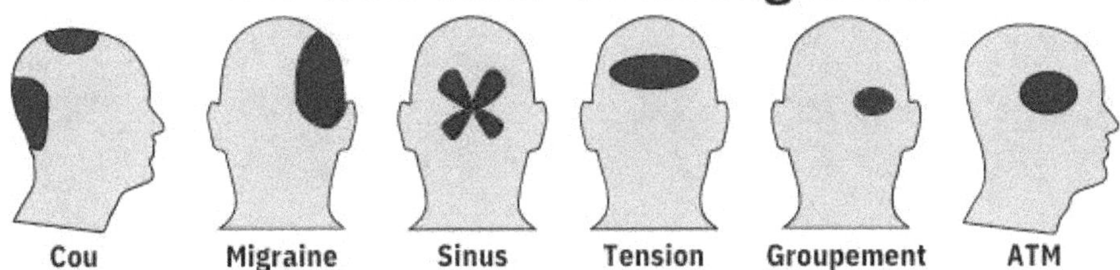

DATE: _______________   TEMPS [ ]: __________   __________

Sévérité de la douleur

| 1 | 2 | 3 | 4 | 5 | 6 | 7 | 8 | 9 | 10 |

Déclencheurs

- ☐ La faim
- ☐ Lumières vives
- ☐ Café
- ☐ Stress au travail
- ☐ Strss à la maison
- ☐ Repas sautés
- ☐ Anxiété

- ☐ Insomnie
- ☐ Maladie
- ☐ Fatigue
- ☐ Odeurs/ Parfums
- ☐ Motion
- ☐ Fatigue des yeux
- ☐ _______________

Mesures d'allègement

Médicament	
L'eau	
Sommeil	
Exercer	
Autres	
Autres	

Notes: _______________________

Livre de bord de la migraine

Livre de bord de la migraine

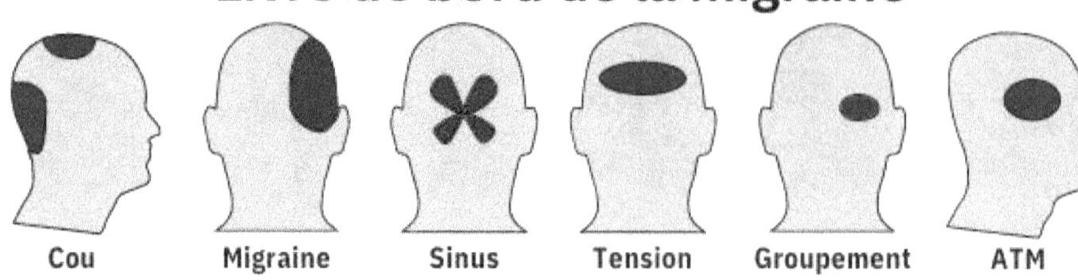

DATE: ______________   TEMPS [ ]: ________________

Sévérité de la douleur

1	2	3	4	5	6	7	8	9	10

Déclencheurs

- ☐ La faim
- ☐ Lumières vives
- ☐ Café
- ☐ Stress au travail
- ☐ Strss à la maison
- ☐ Repas sautés
- ☐ Anxiété
- ☐ Insomnie
- ☐ Maladie
- ☐ Fatigue
- ☐ Odeurs/ Parfums
- ☐ Motion
- ☐ Fatigue des yeux
- ☐ ______________

Mesures d'allègement

Médicament	
L'eau	
Sommeil	
Exercer	
Autres	
Autres	

Notes: ______________________________________

Livre de bord de la migraine

Livre de bord de la migraine

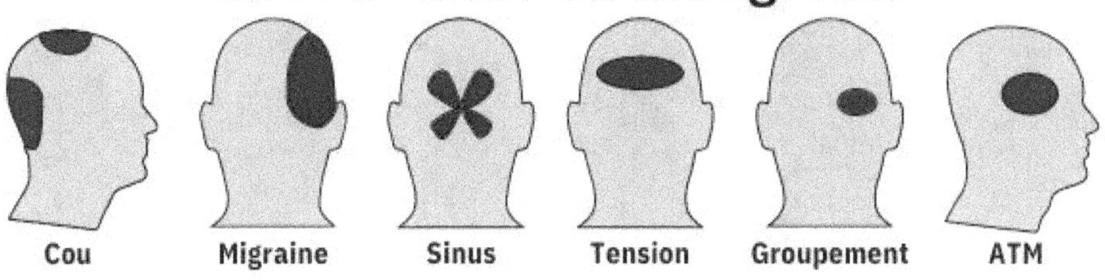

DATE: _______________   TEMPS [ ]: _______________ _______________

Sévérité de la douleur

1	2	3	4	5	6	7	8	9	10

Déclencheurs

☐ La faim   ☐ Insomnie

☐ Lumières vives   ☐ Maladie

☐ Café   ☐ Fatigue

☐ Stress au travail   ☐ Odeurs/ Parfums

☐ Strss à la maison   ☐ Motion

☐ Repas sautés   ☐ Fatigue des yeux

☐ Anxiété   ☐ _______________

Mesures d'allègement

Médicament	
L'eau	
Sommeil	
Exercer	
Autres	
Autres	

Notes: _______________

Livre de bord de la migraine

Livre de bord de la migraine

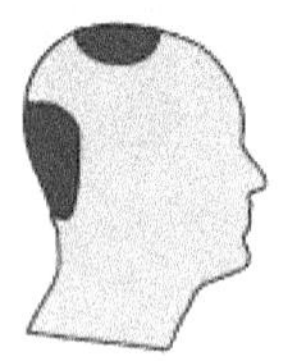 Cou 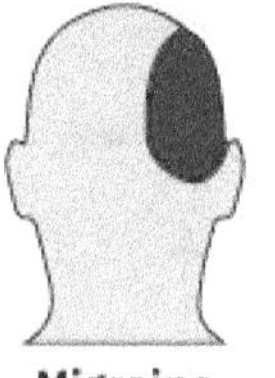 Migraine 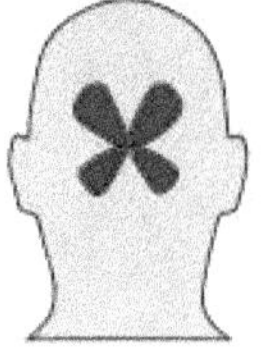 Sinus 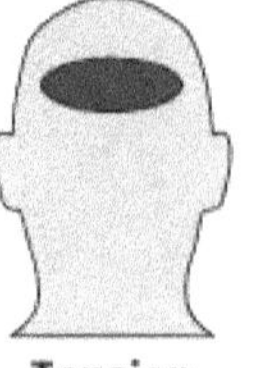 Tension 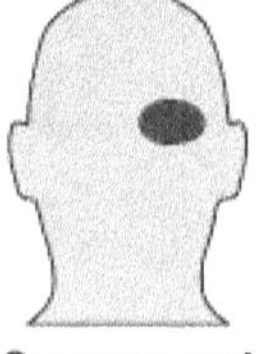 Groupement 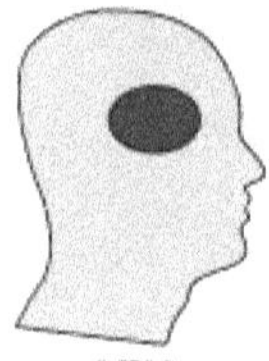 ATM

DATE: _________________ TEMPS [ ]: _________________

☐ ☐ ☐ ☐ ☐ ☐

Sévérité de la douleur

1	2	3	4	5	6	7	8	9	10

Déclencheurs

☐ La faim   ☐ Insomnie

☐ Lumières vives   ☐ Maladie

☐ Café   ☐ Fatigue

☐ Stress au travail   ☐ Odeurs/ Parfums

☐ Strss à la maison   ☐ Motion

☐ Repas sautés   ☐ Fatigue des yeux

☐ Anxiété   ☐ _______________

Mesures d'allègement

Médicament	
L'eau	
Sommeil	
Exercer	
Autres	
Autres	

Notes: _______________

Livre de bord de la migraine

Livre de bord de la migraine

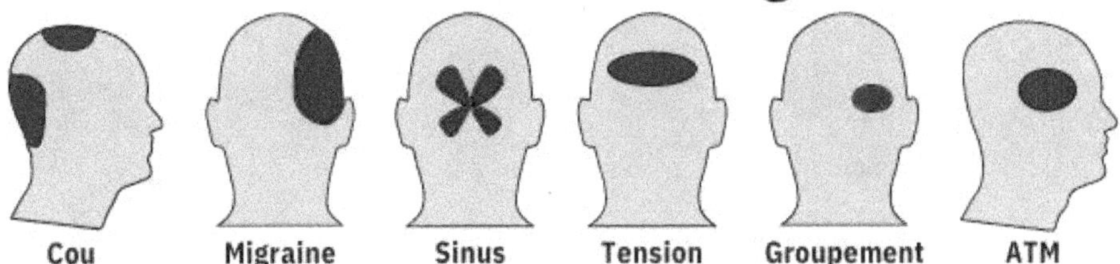

DATE: ______________________   TEMPS [ ]: ______________________

Sévérité de la douleur

1	2	3	4	5	6	7	8	9	10

Déclencheurs

☐ La faim ☐ Insomnie

☐ Lumières vives ☐ Maladie

☐ Café ☐ Fatigue

☐ Stress au travail ☐ Odeurs/ Parfums

☐ Strss à la maison ☐ Motion

☐ Repas sautés ☐ Fatigue des yeux

☐ Anxiété ☐ ______________________

Mesures d'allègement

Médicament	
L'eau	
Sommeil	
Exercer	
Autres	
Autres	

Notes: ______________________

Livre de bord de la migraine

Livre de bord de la migraine

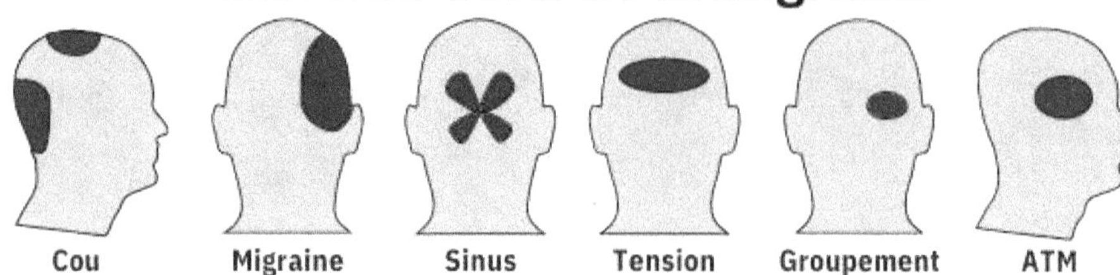

DATE: _______________   TEMPS [ ]: _______________   _______________

Sévérité de la douleur

1	2	3	4	5	6	7	8	9	10

Déclencheurs

☐ La faim   ☐ Insomnie

☐ Lumières vives   ☐ Maladie

☐ Café   ☐ Fatigue

☐ Stress au travail   ☐ Odeurs/ Parfums

☐ Strss à la maison   ☐ Motion

☐ Repas sautés   ☐ Fatigue des yeux

☐ Anxiété   ☐ _______________

Mesures d'allègement

Médicament	
L'eau	
Sommeil	
Exercer	
Autres	
Autres	

Notes: _______________

Livre de bord de la migraine

Livre de bord de la migraine

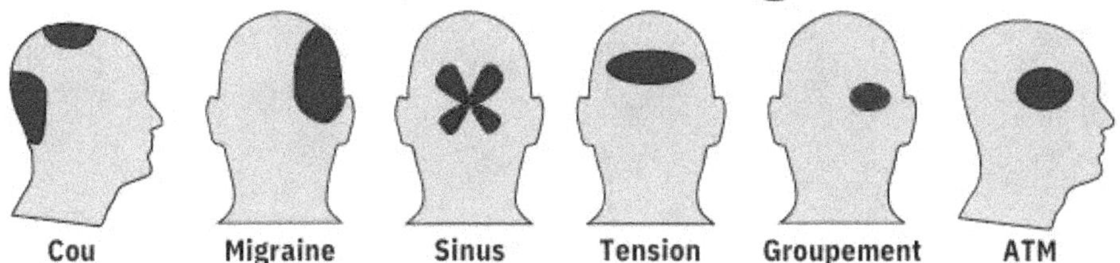

DATE: ______________________   **TEMPS [ ]:** ______________   ______________

☐ ☐ ☐ ☐ ☐ ☐   🌡 ______________

Sévérité de la douleur

1	2	3	4	5	6	7	8	9	10

Déclencheurs

☐ La faim	☐ Insomnie
☐ Lumières vives	☐ Maladie
☐ Café	☐ Fatigue
☐ Stress au travail	☐ Odeurs/ Parfums
☐ Strss à la maison	☐ Motion
☐ Repas sautés	☐ Fatigue des yeux
☐ Anxiété	☐ ______________

Mesures d'allègement

Médicament	
L'eau	
Sommeil	
Exercer	
Autres	
Autres	

Notes: ____

Livre de bord de la migraine

Livre de bord de la migraine

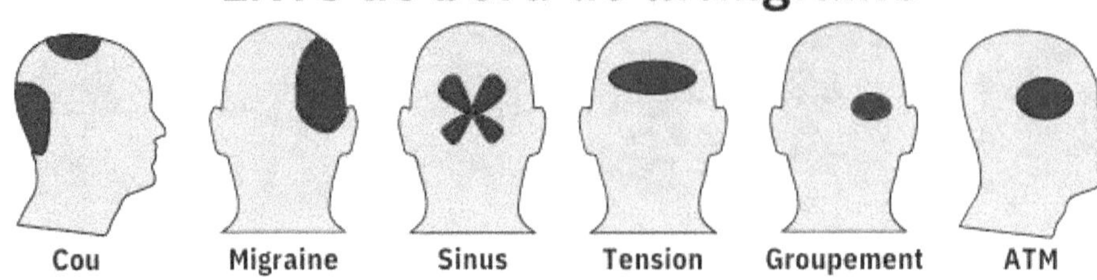

DATE: _______________ TEMPS [ ]: _______________

Sévérité de la douleur

1	2	3	4	5	6	7	8	9	10

Déclencheurs

- ☐ La faim
- ☐ Lumières vives
- ☐ Café
- ☐ Stress au travail
- ☐ Strss à la maison
- ☐ Repas sautés
- ☐ Anxiété

- ☐ Insomnie
- ☐ Maladie
- ☐ Fatigue
- ☐ Odeurs/ Parfums
- ☐ Motion
- ☐ Fatigue des yeux
- ☐ _______________

Mesures d'allègement

Médicament	
L'eau	
Sommeil	
Exercer	
Autres	
Autres	

Notes: _______________

Livre de bord de la migraine

Livre de bord de la migraine

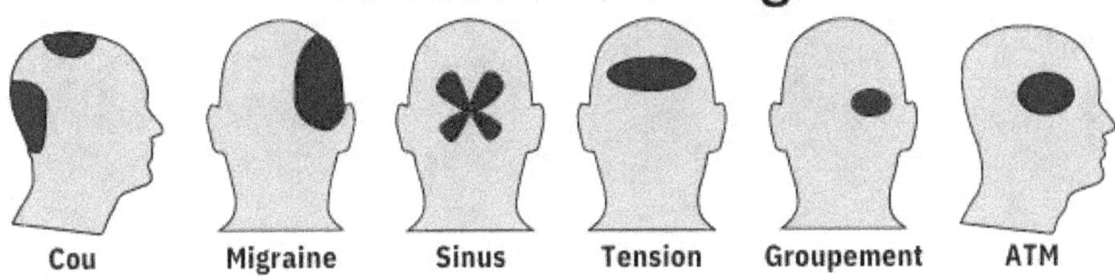

DATE: _______________ TEMPS [ ]: _________ _________

☐ ☐ ☐ ☐ ☐ ☐ 🌡 _______

Sévérité de la douleur

1	2	3	4	5	6	7	8	9	10

Déclencheurs

☐ La faim ☐ Insomnie

☐ Lumières vives ☐ Maladie

☐ Café ☐ Fatigue

☐ Stress au travail ☐ Odeurs/ Parfums

☐ Strss à la maison ☐ Motion

☐ Repas sautés ☐ Fatigue des yeux

☐ Anxiété ☐ _______________

Mesures d'allègement

Médicament	
L'eau	
Sommeil	
Exercer	
Autres	
Autres	

Notes: _______________________________

Livre de bord de la migraine

Livre de bord de la migraine

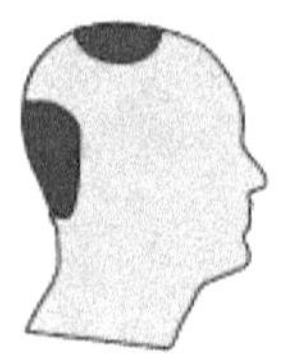 Cou
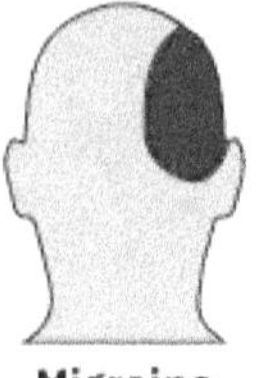 Migraine
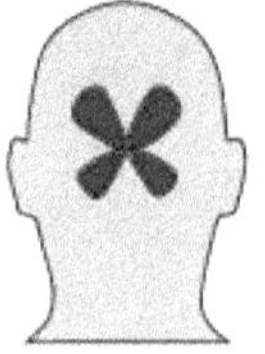 Sinus
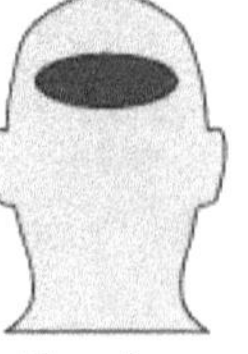 Tension
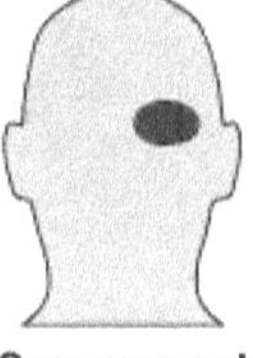 Groupement
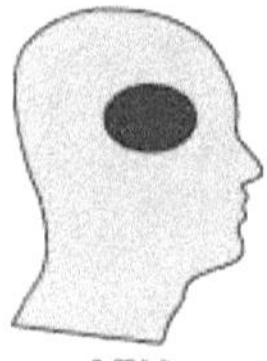 ATM

DATE: _______________   **TEMPS [ ]:** _______________   _______________

☐   ☐   ☐   ☐   ☐   ☐

Sévérité de la douleur

1	2	3	4	5	6	7	8	9	10

Déclencheurs

☐ La faim   ☐ Insomnie

☐ Lumières vives   ☐ Maladie

☐ Café   ☐ Fatigue

☐ Stress au travail   ☐ Odeurs/ Parfums

☐ Strss à la maison   ☐ Motion

☐ Repas sautés   ☐ Fatigue des yeux

☐ Anxiété   ☐ _______________

Mesures d'allègement

Médicament	
L'eau	
Sommeil	
Exercer	
Autres	
Autres	

Notes: _______________

Livre de bord de la migraine

Livre de bord de la migraine

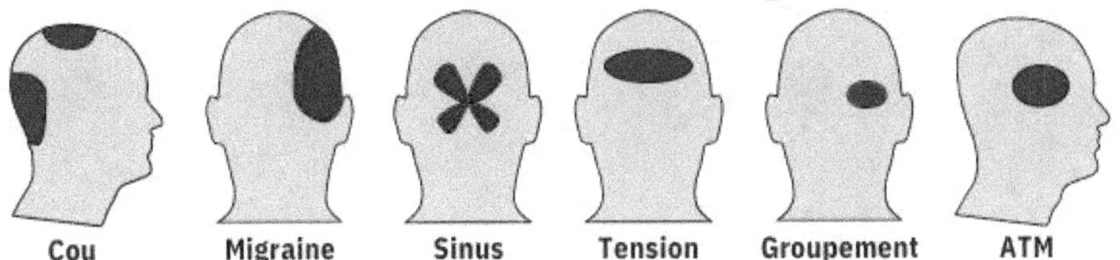

DATE: _______________   TEMPS [ ]: ___________   ___________

Sévérité de la douleur

1	2	3	4	5	6	7	8	9	10

Déclencheurs

- ☐ La faim
- ☐ Lumières vives
- ☐ Café
- ☐ Stress au travail
- ☐ Strss à la maison
- ☐ Repas sautés
- ☐ Anxiété

- ☐ Insomnie
- ☐ Maladie
- ☐ Fatigue
- ☐ Odeurs/ Parfums
- ☐ Motion
- ☐ Fatigue des yeux
- ☐ _______________

Mesures d'allègement

Médicament	
L'eau	
Sommeil	
Exercer	
Autres	
Autres	

Notes: _______________

Livre de bord de la migraine

Livre de bord de la migraine

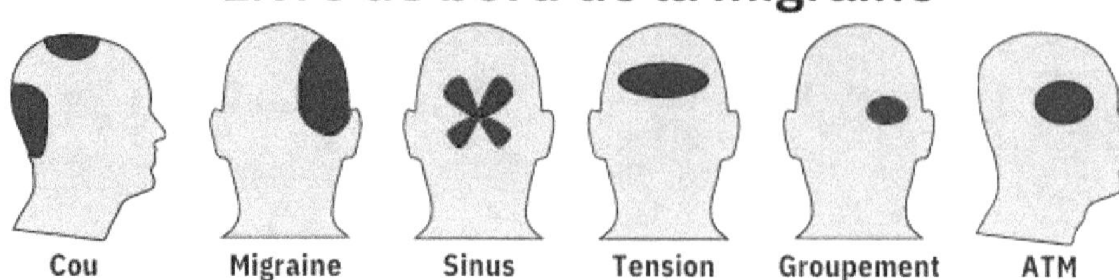

DATE: __________________   TEMPS [ ]: __________________

Sévérité de la douleur

1	2	3	4	5	6	7	8	9	10

Déclencheurs

- ☐ La faim
- ☐ Lumières vives
- ☐ Café
- ☐ Stress au travail
- ☐ Strss à la maison
- ☐ Repas sautés
- ☐ Anxiété
- ☐ Insomnie
- ☐ Maladie
- ☐ Fatigue
- ☐ Odeurs/ Parfums
- ☐ Motion
- ☐ Fatigue des yeux
- ☐ ______________

Mesures d'allègement

Médicament	
L'eau	
Sommeil	
Exercer	
Autres	
Autres	

Notes: ______________

Livre de bord de la migraine

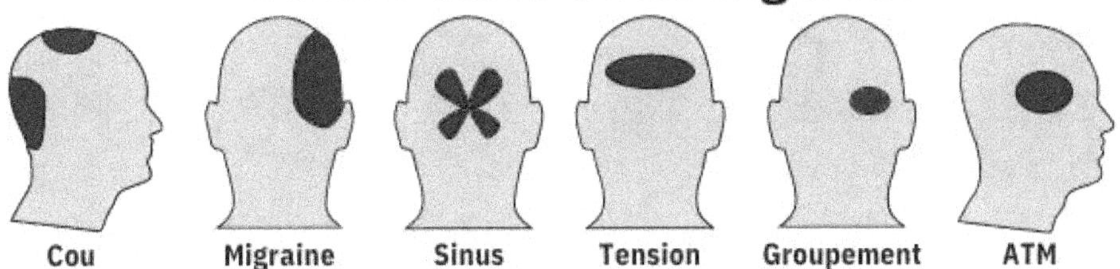

DATE: __________________   TEMPS [ ]: __________   __________

☐ ☐ ☐ ☐ ☐ ☐ __________

Sévérité de la douleur

1	2	3	4	5	6	7	8	9	10

Déclencheurs

☐ La faim   ☐ Insomnie

☐ Lumières vives   ☐ Maladie

☐ Café   ☐ Fatigue

☐ Stress au travail   ☐ Odeurs/ Parfums

☐ Strss à la maison   ☐ Motion

☐ Repas sautés   ☐ Fatigue des yeux

☐ Anxiété   ☐ ________________

Mesures d'allègement

Médicament	
L'eau	
Sommeil	
Exercer	
Autres	
Autres	

Notes: ____

Livre de bord de la migraine

Livre de bord de la migraine

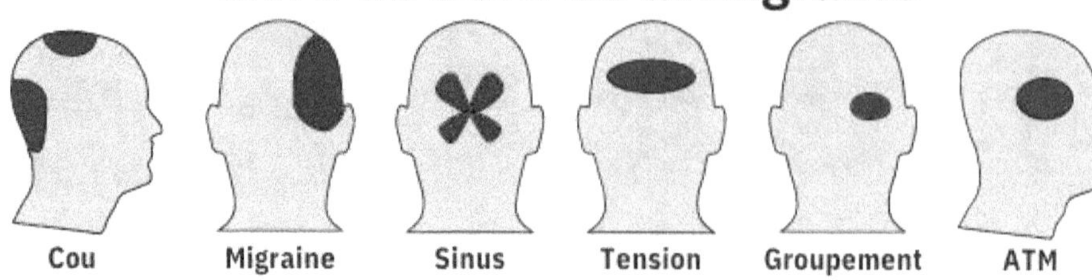

DATE: _______________   TEMPS [ ]: _______________

Sévérité de la douleur

1	2	3	4	5	6	7	8	9	10

Déclencheurs

- ☐ La faim
- ☐ Lumières vives
- ☐ Café
- ☐ Stress au travail
- ☐ Strss à la maison
- ☐ Repas sautés
- ☐ Anxiété

- ☐ Insomnie
- ☐ Maladie
- ☐ Fatigue
- ☐ Odeurs/ Parfums
- ☐ Motion
- ☐ Fatigue des yeux
- ☐ _______________

Mesures d'allègement

Médicament	
L'eau	
Sommeil	
Exercer	
Autres	
Autres	

Notes:

Livre de bord de la migraine

Livre de bord de la migraine

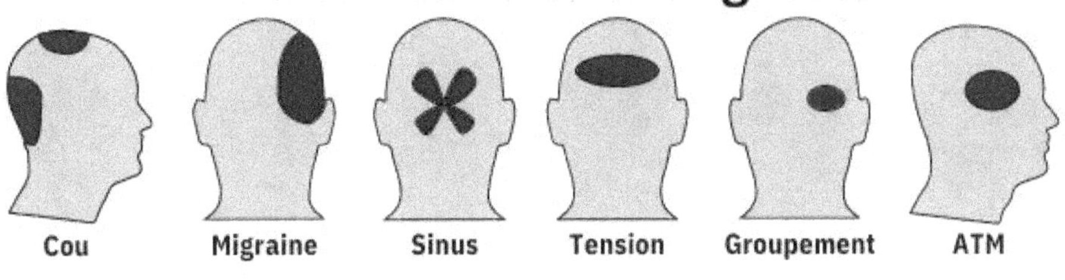

DATE: _______________   TEMPS [ ]: _____________   _____________

Sévérité de la douleur

1	2	3	4	5	6	7	8	9	10

Déclencheurs

☐ La faim   ☐ Insomnie

☐ Lumières vives   ☐ Maladie

☐ Café   ☐ Fatigue

☐ Stress au travail   ☐ Odeurs/ Parfums

☐ Strss à la maison   ☐ Motion

☐ Repas sautés   ☐ Fatigue des yeux

☐ Anxiété   ☐ _______________

Mesures d'allègement

Médicament	
L'eau	
Sommeil	
Exercer	
Autres	
Autres	

Notes: _______________________________

Livre de bord de la migraine

Livre de bord de la migraine

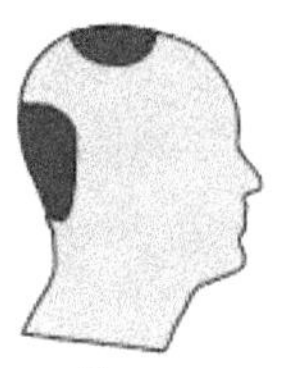
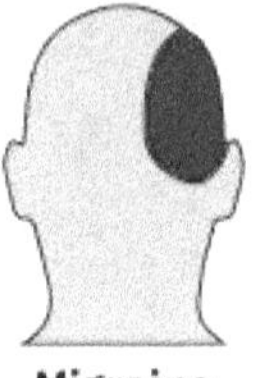
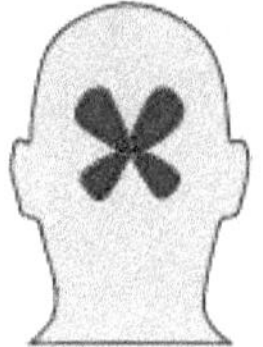
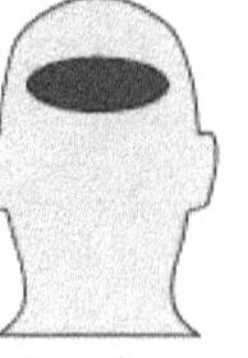
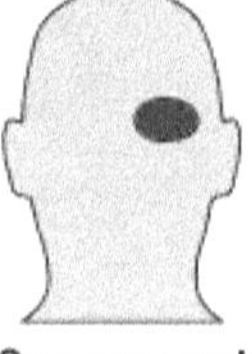
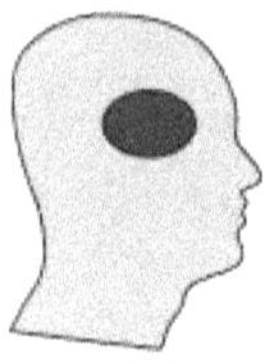

| Cou | Migraine | Sinus | Tension | Groupement | ATM |

DATE: ______________________   **TEMPS [ ]:** ______________________

Sévérité de la douleur

1	2	3	4	5	6	7	8	9	10

Déclencheurs

☐ La faim   ☐ Insomnie

☐ Lumières vives   ☐ Maladie

☐ Café   ☐ Fatigue

☐ Stress au travail   ☐ Odeurs/ Parfums

☐ Strss à la maison   ☐ Motion

☐ Repas sautés   ☐ Fatigue des yeux

☐ Anxiété   ☐ ______________

Mesures d'allègement

Médicament	
L'eau	
Sommeil	
Exercer	
Autres	
Autres	

Notes: ______________________

Livre de bord de la migraine

Livre de bord de la migraine

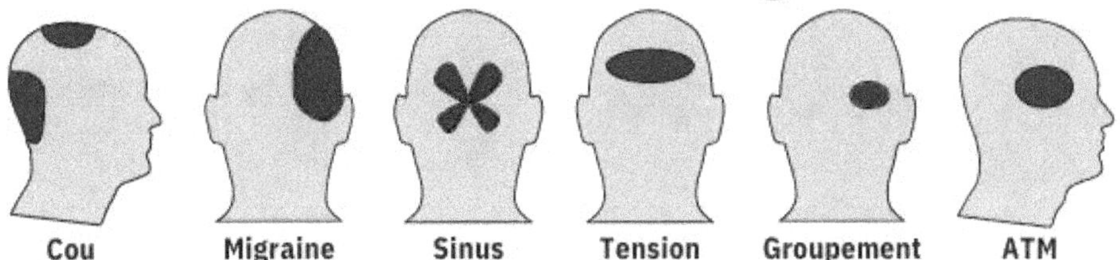

DATE: __________________   TEMPS [ ]: __________   __________

Sévérité de la douleur

1	2	3	4	5	6	7	8	9	10

Déclencheurs

☐ La faim ☐ Insomnie

☐ Lumières vives ☐ Maladie

☐ Café ☐ Fatigue

☐ Stress au travail ☐ Odeurs/ Parfums

☐ Strss à la maison ☐ Motion

☐ Repas sautés ☐ Fatigue des yeux

☐ Anxiété ☐ __________________

Mesures d'allègement

Médicament	
L'eau	
Sommeil	
Exercer	
Autres	
Autres	

Notes: __________

Livre de bord de la migraine

Livre de bord de la migraine

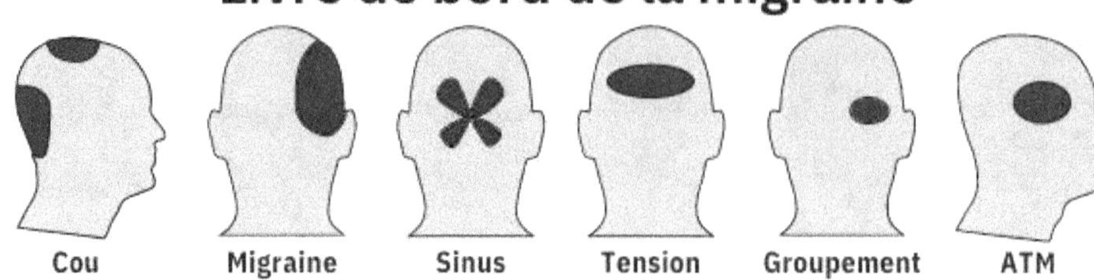

DATE: _______________ TEMPS [ ]: _______________

Sévérité de la douleur

1	2	3	4	5	6	7	8	9	10

Déclencheurs

☐ La faim	☐ Insomnie
☐ Lumières vives	☐ Maladie
☐ Café	☐ Fatigue
☐ Stress au travail	☐ Odeurs/ Parfums
☐ Strss à la maison	☐ Motion
☐ Repas sautés	☐ Fatigue des yeux
☐ Anxiété	☐ _____________

Mesures d'allègement

Médicament	
L'eau	
Sommeil	
Exercer	
Autres	
Autres	

Notes: _______________

Livre de bord de la migraine

Livre de bord de la migraine

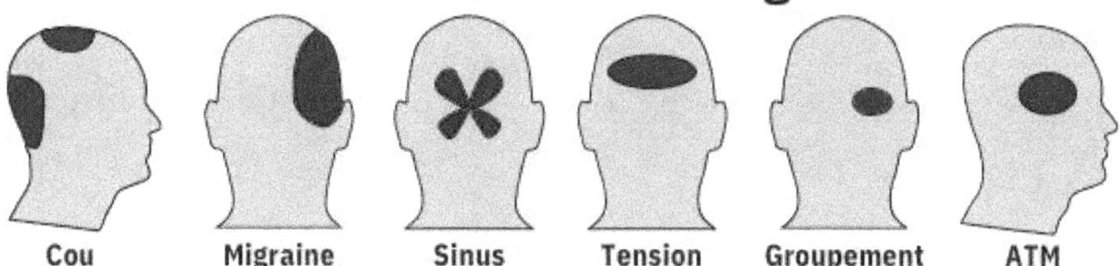

DATE: _______________   TEMPS [ ]: __________   __________

Sévérité de la douleur

1	2	3	4	5	6	7	8	9	10

Déclencheurs

- ☐ La faim
- ☐ Lumières vives
- ☐ Café
- ☐ Stress au travail
- ☐ Strss à la maison
- ☐ Repas sautés
- ☐ Anxiété
- ☐ Insomnie
- ☐ Maladie
- ☐ Fatigue
- ☐ Odeurs/ Parfums
- ☐ Motion
- ☐ Fatigue des yeux
- ☐ _______________

Mesures d'allègement

Médicament	
L'eau	
Sommeil	
Exercer	
Autres	
Autres	

Notes: _______________

Livre de bord de la migraine

Livre de bord de la migraine

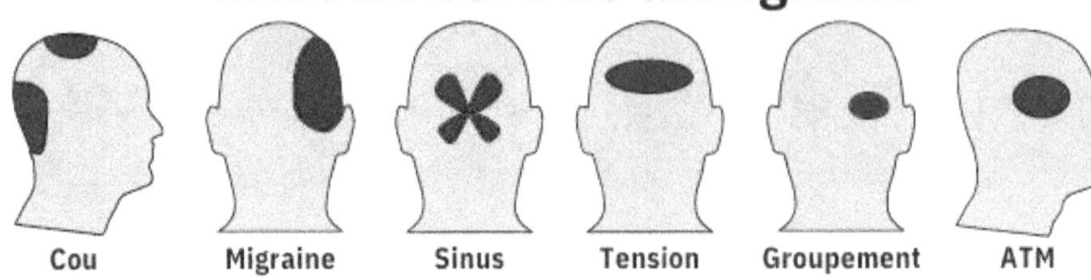

DATE: ___________________   TEMPS [ ]: ___________________

Sévérité de la douleur

1	2	3	4	5	6	7	8	9	10

Déclencheurs

☐ La faim	☐ Insomnie
☐ Lumières vives	☐ Maladie
☐ Café	☐ Fatigue
☐ Stress au travail	☐ Odeurs/ Parfums
☐ Strss à la maison	☐ Motion
☐ Repas sautés	☐ Fatigue des yeux
☐ Anxiété	☐ ___________________

Mesures d'allègement

Médicament	
L'eau	
Sommeil	
Exercer	
Autres	
Autres	

Notes: ___________________

Livre de bord de la migraine

Livre de bord de la migraine

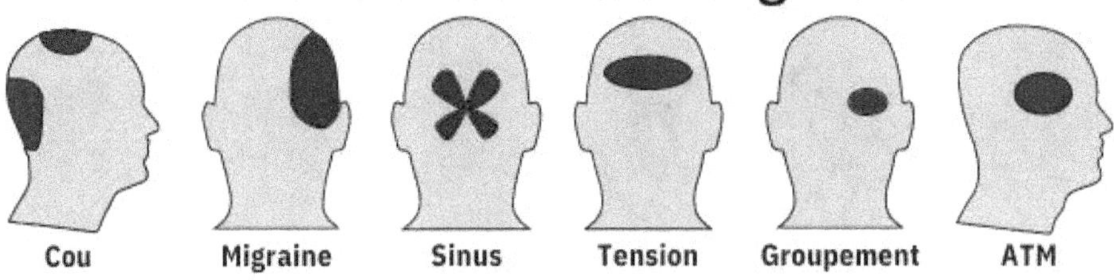

DATE: __________________   TEMPS [ ]: __________   __________

Sévérité de la douleur

1	2	3	4	5	6	7	8	9	10

Déclencheurs

☐ La faim   ☐ Insomnie

☐ Lumières vives   ☐ Maladie

☐ Café   ☐ Fatigue

☐ Stress au travail   ☐ Odeurs/ Parfums

☐ Strss à la maison   ☐ Motion

☐ Repas sautés   ☐ Fatigue des yeux

☐ Anxiété   ☐ __________________

Mesures d'allègement

Médicament	
L'eau	
Sommeil	
Exercer	
Autres	
Autres	

Notes: ______________________________

Livre de bord de la migraine

Livre de bord de la migraine

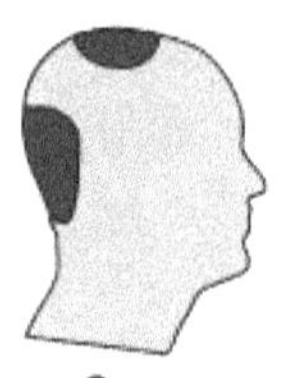 Cou   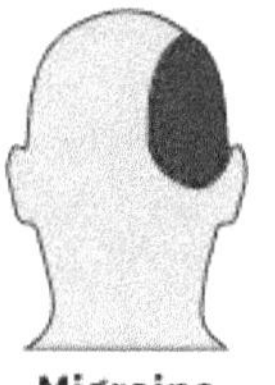 Migraine   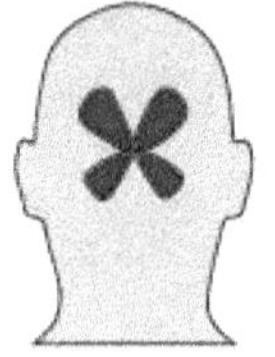 Sinus   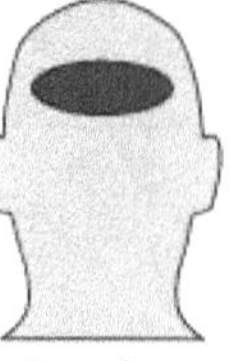 Tension   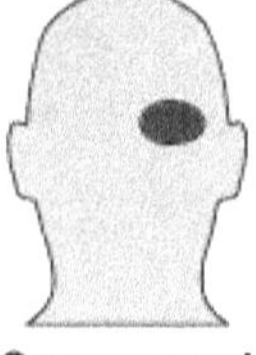 Groupement   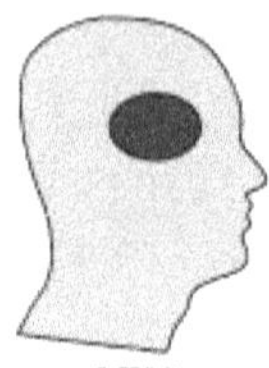 ATM

DATE: _______________ TEMPS [ ]: _______________ _______________

☐ ☐ ☐ ☐ ☐ ☐

Sévérité de la douleur

1	2	3	4	5	6	7	8	9	10

Déclencheurs

☐ La faim	☐ Insomnie
☐ Lumières vives	☐ Maladie
☐ Café	☐ Fatigue
☐ Stress au travail	☐ Odeurs/ Parfums
☐ Strss à la maison	☐ Motion
☐ Repas sautés	☐ Fatigue des yeux
☐ Anxiété	☐ _____________

Mesures d'allègement

Médicament	
L'eau	
Sommeil	
Exercer	
Autres	
Autres	

Notes: _______________

Livre de bord de la migraine

Livre de bord de la migraine

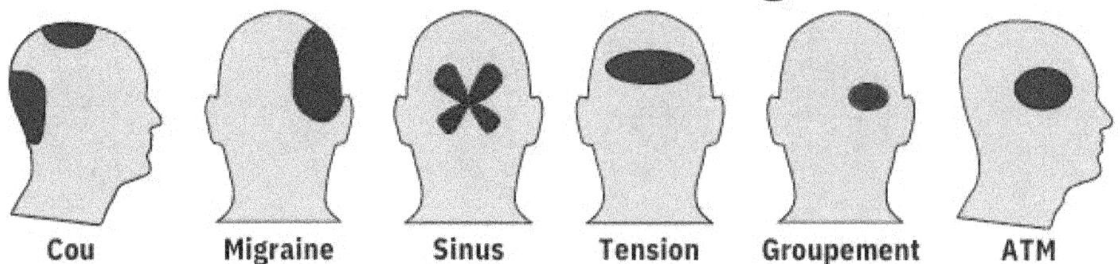

DATE: ___________________   **TEMPS [ ]:** ___________   ___________

Sévérité de la douleur

1	2	3	4	5	6	7	8	9	10

Déclencheurs

☐ La faim ☐ Insomnie

☐ Lumières vives ☐ Maladie

☐ Café ☐ Fatigue

☐ Stress au travail ☐ Odeurs/ Parfums

☐ Strss à la maison ☐ Motion

☐ Repas sautés ☐ Fatigue des yeux

☐ Anxiété ☐ _______________

Mesures d'allègement

Médicament	
L'eau	
Sommeil	
Exercer	
Autres	
Autres	

Notes: ___________________

Livre de bord de la migraine

Livre de bord de la migraine

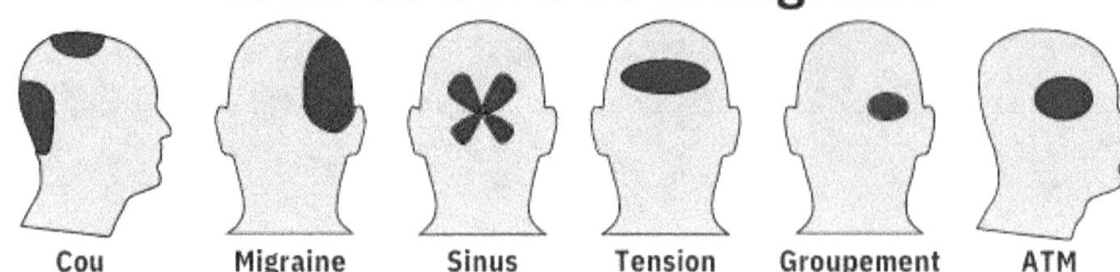

DATE: _______________   **TEMPS [ ]:** _______________   _______________

Sévérité de la douleur

1	2	3	4	5	6	7	8	9	10

Déclencheurs

- ☐ La faim
- ☐ Lumières vives
- ☐ Café
- ☐ Stress au travail
- ☐ Strss à la maison
- ☐ Repas sautés
- ☐ Anxiété

- ☐ Insomnie
- ☐ Maladie
- ☐ Fatigue
- ☐ Odeurs/ Parfums
- ☐ Motion
- ☐ Fatigue des yeux
- ☐ _______________

Mesures d'allègement

Médicament	
L'eau	
Sommeil	
Exercer	
Autres	
Autres	

Notes: _______________

Livre de bord de la migraine

Livre de bord de la migraine

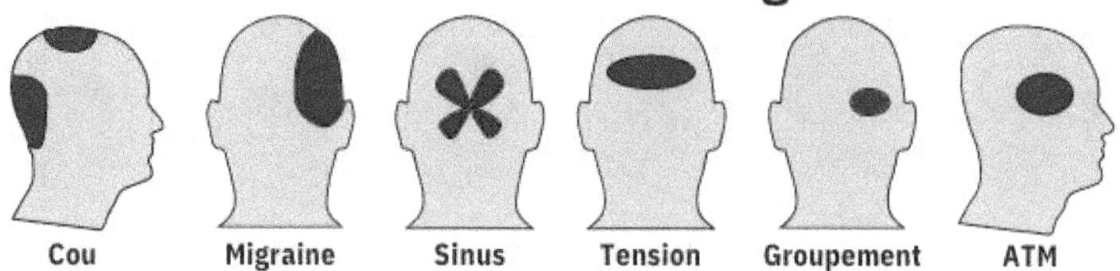

DATE: ______________________   TEMPS [ ]: ______________   ______________

Sévérité de la douleur

1	2	3	4	5	6	7	8	9	10

Déclencheurs

☐ La faim	☐ Insomnie
☐ Lumières vives	☐ Maladie
☐ Café	☐ Fatigue
☐ Stress au travail	☐ Odeurs/ Parfums
☐ Strss à la maison	☐ Motion
☐ Repas sautés	☐ Fatigue des yeux
☐ Anxiété	☐ ______________

Mesures d'allègement

Médicament	
L'eau	
Sommeil	
Exercer	
Autres	
Autres	

Notes: ______________________________

Livre de bord de la migraine

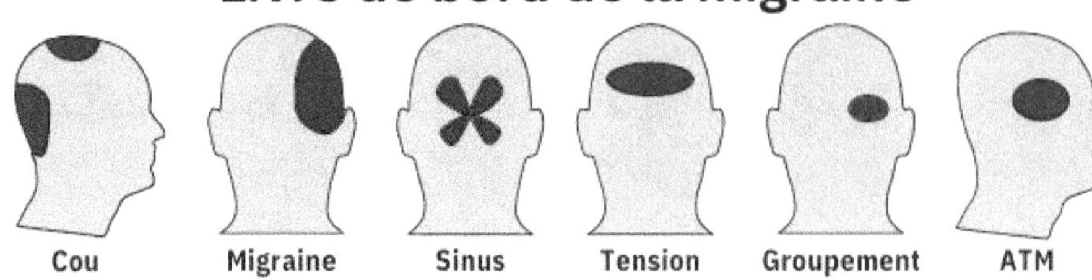

DATE: _______________   TEMPS [ ]: _______________

☐ ☐ ☐ ☐ ☐ ☐ 🌡 _______

Sévérité de la douleur

1	2	3	4	5	6	7	8	9	10

Déclencheurs

☐ La faim	☐ Insomnie
☐ Lumières vives	☐ Maladie
☐ Café	☐ Fatigue
☐ Stress au travail	☐ Odeurs/ Parfums
☐ Strss à la maison	☐ Motion
☐ Repas sautés	☐ Fatigue des yeux
☐ Anxiété	☐ _____________

Mesures d'allègement

Médicament	
L'eau	
Sommeil	
Exercer	
Autres	
Autres	

Notes: _______________

Livre de bord de la migraine

Livre de bord de la migraine

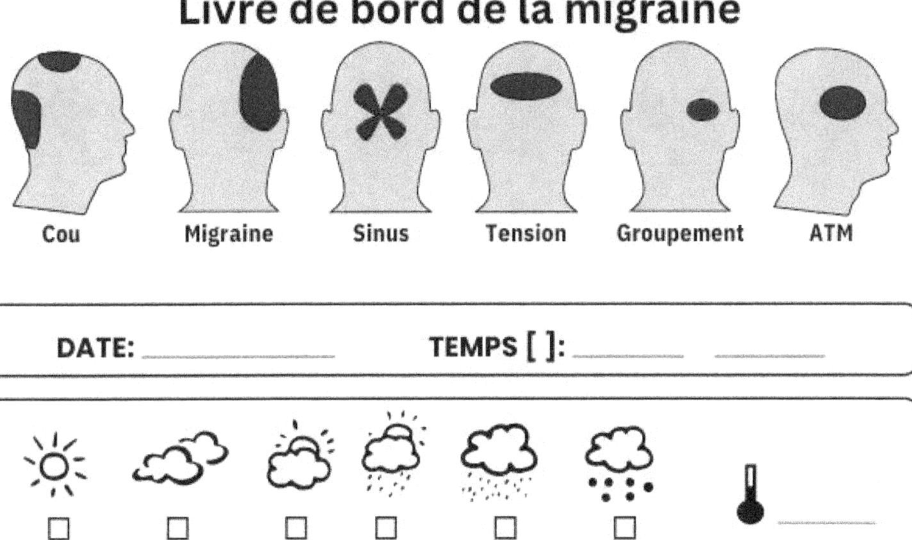

DATE: _______________   TEMPS [ ]: _________   _________

Sévérité de la douleur

1	2	3	4	5	6	7	8	9	10

Déclencheurs

☐ La faim   ☐ Insomnie

☐ Lumières vives   ☐ Maladie

☐ Café   ☐ Fatigue

☐ Stress au travail   ☐ Odeurs/ Parfums

☐ Strss à la maison   ☐ Motion

☐ Repas sautés   ☐ Fatigue des yeux

☐ Anxiété   ☐ _______________

Mesures d'allègement

Médicament	
L'eau	
Sommeil	
Exercer	
Autres	
Autres	

Notes: _______________________________________

Livre de bord de la migraine

Livre de bord de la migraine

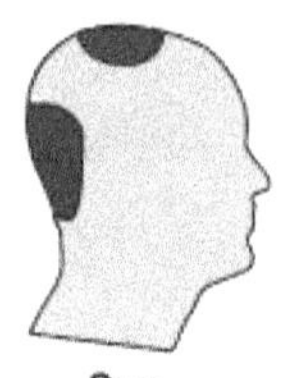
Cou

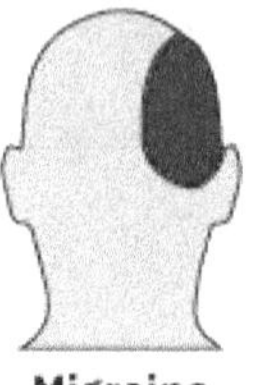
Migraine

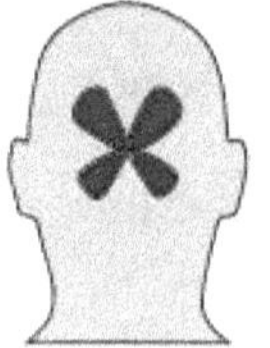
Sinus

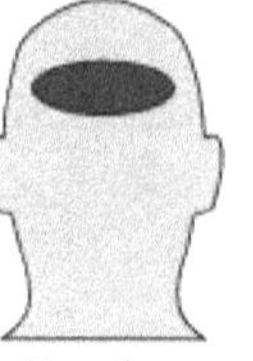
Tension

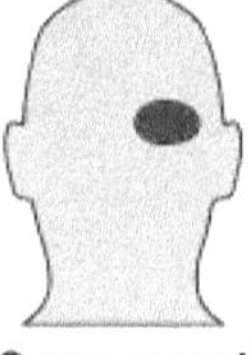
Groupement

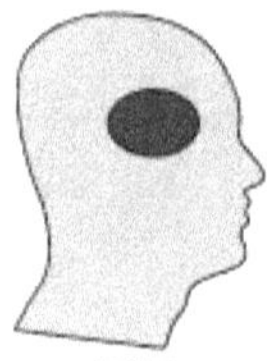
ATM

DATE: ______________ **TEMPS [ ]:** ______________ ______________

☐ ☐ ☐ ☐ ☐ ☐ ______________

Sévérité de la douleur

1	2	3	4	5	6	7	8	9	10

Déclencheurs

☐ La faim ☐ Insomnie

☐ Lumières vives ☐ Maladie

☐ Café ☐ Fatigue

☐ Stress au travail ☐ Odeurs/ Parfums

☐ Strss à la maison ☐ Motion

☐ Repas sautés ☐ Fatigue des yeux

☐ Anxiété ☐ ______________

Mesures d'allègement

Médicament	
L'eau	
Sommeil	
Exercer	
Autres	
Autres	

Notes: ______________

Livre de bord de la migraine

Livre de bord de la migraine

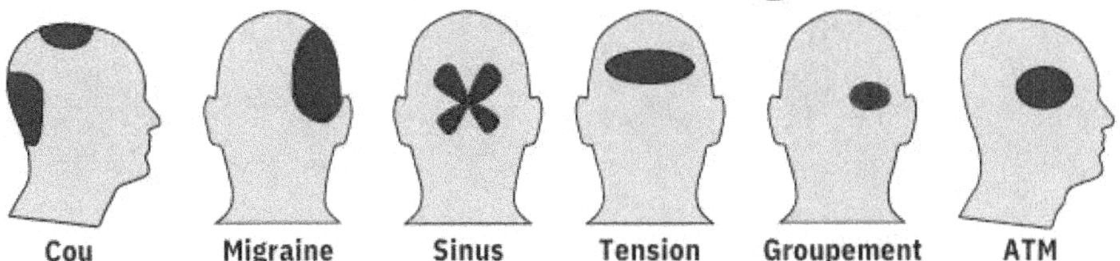

DATE: ______________________   TEMPS [ ]: ______________   ______________

Sévérité de la douleur

| 1 | 2 | 3 | 4 | 5 | 6 | 7 | 8 | 9 | 10 |

Déclencheurs

☐ La faim   ☐ Insomnie

☐ Lumières vives   ☐ Maladie

☐ Café   ☐ Fatigue

☐ Stress au travail   ☐ Odeurs/ Parfums

☐ Strss à la maison   ☐ Motion

☐ Repas sautés   ☐ Fatigue des yeux

☐ Anxiété   ☐ ______________

Mesures d'allègement

Médicament	
L'eau	
Sommeil	
Exercer	
Autres	
Autres	

Notes: _______________________________________

Livre de bord de la migraine

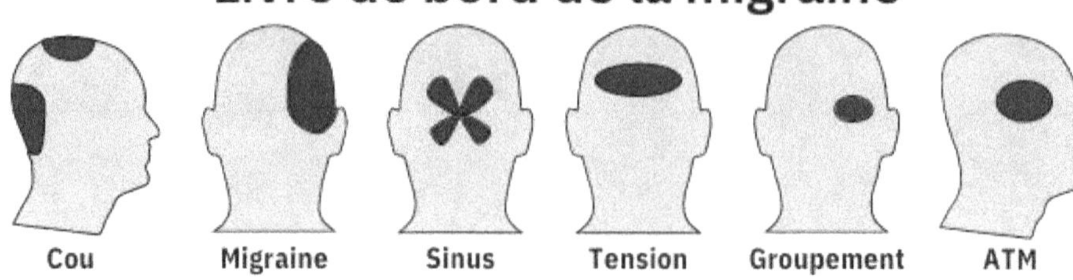

DATE: ______________________   TEMPS [ ]: __________   __________

☐   ☐   ☐   ☐   ☐   ☐

Sévérité de la douleur

1	2	3	4	5	6	7	8	9	10

Déclencheurs

☐ La faim   ☐ Insomnie

☐ Lumières vives   ☐ Maladie

☐ Café   ☐ Fatigue

☐ Stress au travail   ☐ Odeurs/ Parfums

☐ Strss à la maison   ☐ Motion

☐ Repas sautés   ☐ Fatigue des yeux

☐ Anxiété   ☐ ________________

Mesures d'allègement

Médicament	
L'eau	
Sommeil	
Exercer	
Autres	
Autres	

Notes: ________________________________

Livre de bord de la migraine

Livre de bord de la migraine

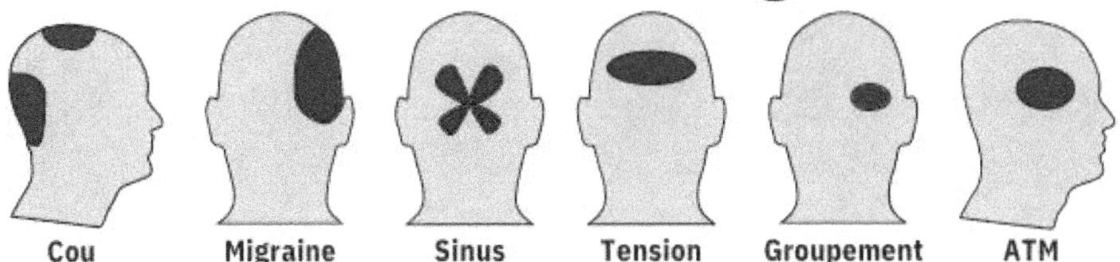

DATE: _______________   **TEMPS [ ]:** _______________

Sévérité de la douleur

1	2	3	4	5	6	7	8	9	10

Déclencheurs

- ☐ La faim
- ☐ Lumières vives
- ☐ Café
- ☐ Stress au travail
- ☐ Strss à la maison
- ☐ Repas sautés
- ☐ Anxiété

- ☐ Insomnie
- ☐ Maladie
- ☐ Fatigue
- ☐ Odeurs/ Parfums
- ☐ Motion
- ☐ Fatigue des yeux
- ☐ _______________

Mesures d'allègement

Médicament	
L'eau	
Sommeil	
Exercer	
Autres	
Autres	

Notes: _______________

Livre de bord de la migraine

Livre de bord de la migraine

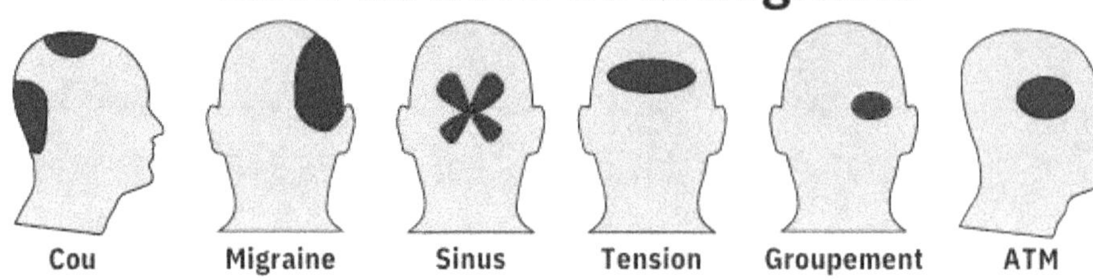

DATE: ________________ TEMPS [ ]: __________ __________

Sévérité de la douleur

1	2	3	4	5	6	7	8	9	10

Déclencheurs

☐ La faim ☐ Insomnie

☐ Lumières vives ☐ Maladie

☐ Café ☐ Fatigue

☐ Stress au travail ☐ Odeurs/ Parfums

☐ Strss à la maison ☐ Motion

☐ Repas sautés ☐ Fatigue des yeux

☐ Anxiété ☐ __________

Mesures d'allègement

Médicament	
L'eau	
Sommeil	
Exercer	
Autres	
Autres	

Notes:

Livre de bord de la migraine

Livre de bord de la migraine

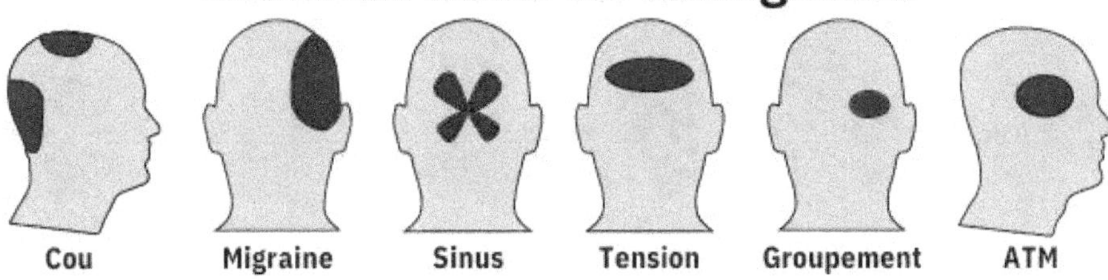

DATE: _______________   TEMPS [ ]: _____________   ____________

[ ] ☼ [ ] ☁ [ ] ⛅ [ ] 🌦 [ ] 🌧 [ ] 🌨   🌡 _________

Sévérité de la douleur

1	2	3	4	5	6	7	8	9	10

Déclencheurs

☐ La faim	☐ Insomnie
☐ Lumières vives	☐ Maladie
☐ Café	☐ Fatigue
☐ Stress au travail	☐ Odeurs/ Parfums
☐ Strss à la maison	☐ Motion
☐ Repas sautés	☐ Fatigue des yeux
☐ Anxiété	☐ _______________

Mesures d'allègement

Médicament	
L'eau	
Sommeil	
Exercer	
Autres	
Autres	

Notes: ______________________________________

Livre de bord de la migraine

Livre de bord de la migraine

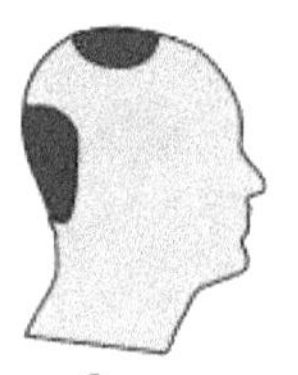
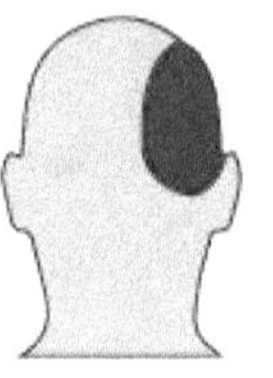
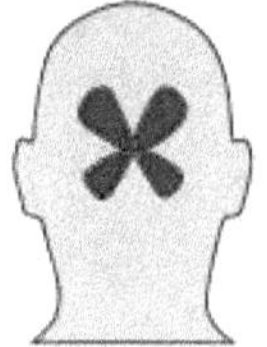
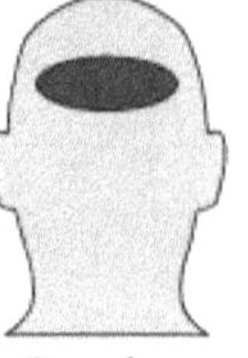
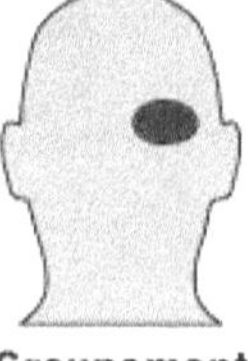
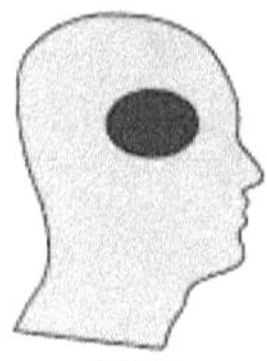

Cou	Migraine	Sinus	Tension	Groupement	ATM

DATE: ______________________ **TEMPS [ ]:** ______________________

☐ ☐ ☐ ☐ ☐ ☐

Sévérité de la douleur

1	2	3	4	5	6	7	8	9	10

Déclencheurs

☐ La faim	☐ Insomnie
☐ Lumières vives	☐ Maladie
☐ Café	☐ Fatigue
☐ Stress au travail	☐ Odeurs/ Parfums
☐ Strss à la maison	☐ Motion
☐ Repas sautés	☐ Fatigue des yeux
☐ Anxiété	☐ ______________

Mesures d'allègement

Médicament	
L'eau	
Sommeil	
Exercer	
Autres	
Autres	

Notes: ______________________________

Livre de bord de la migraine

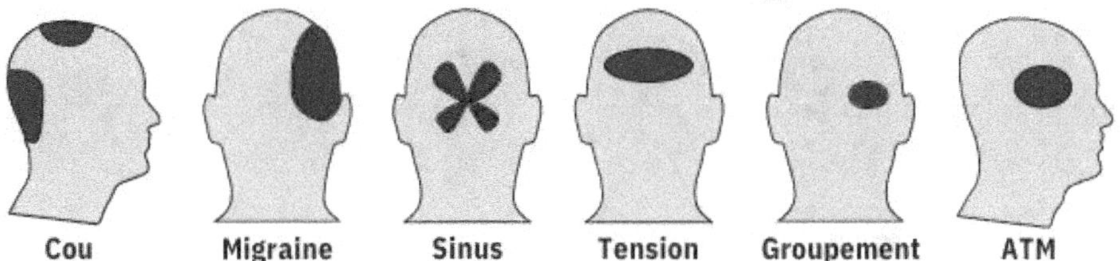

DATE: _______________   TEMPS [ ]: _______________   _______________

☐   ☐   ☐   ☐   ☐   ☐   🌡 _______________

Sévérité de la douleur

1	2	3	4	5	6	7	8	9	10

Déclencheurs

☐ La faim	☐ Insomnie
☐ Lumières vives	☐ Maladie
☐ Café	☐ Fatigue
☐ Stress au travail	☐ Odeurs/ Parfums
☐ Strss à la maison	☐ Motion
☐ Repas sautés	☐ Fatigue des yeux
☐ Anxiété	☐ _______________

Mesures d'allègement

Médicament	
L'eau	
Sommeil	
Exercer	
Autres	
Autres	

Notes: _______________

Livre de bord de la migraine

Livre de bord de la migraine

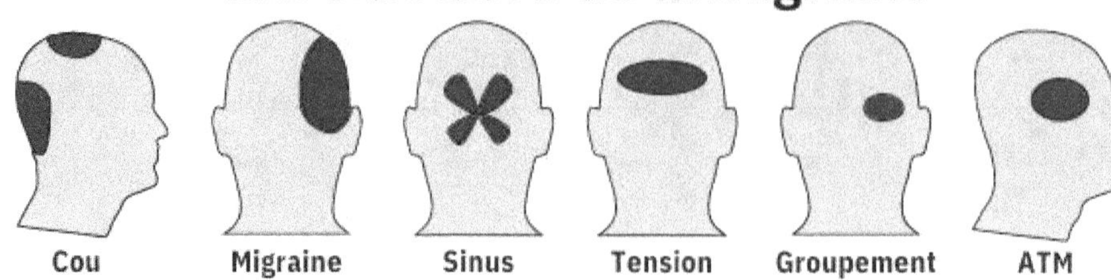

DATE: _______________   TEMPS [ ]: _______________

Sévérité de la douleur

1	2	3	4	5	6	7	8	9	10

Déclencheurs

- ☐ La faim
- ☐ Lumières vives
- ☐ Café
- ☐ Stress au travail
- ☐ Strss à la maison
- ☐ Repas sautés
- ☐ Anxiété
- ☐ Insomnie
- ☐ Maladie
- ☐ Fatigue
- ☐ Odeurs/ Parfums
- ☐ Motion
- ☐ Fatigue des yeux
- ☐ _______________

Mesures d'allègement

Médicament	
L'eau	
Sommeil	
Exercer	
Autres	
Autres	

Notes: _______________

Livre de bord de la migraine

Livre de bord de la migraine

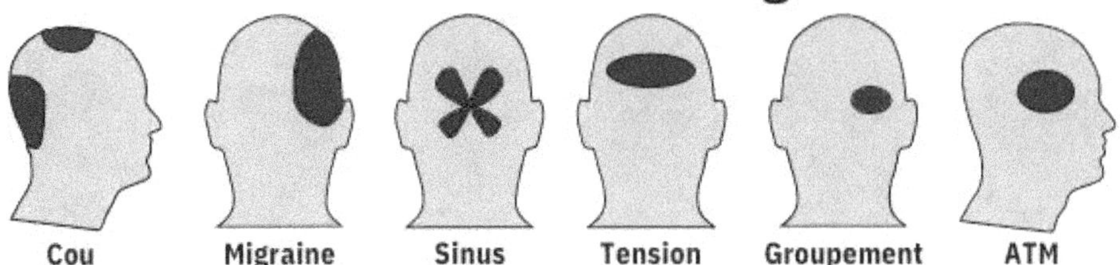

DATE: ______________________   TEMPS [ ]: ______________   ______________

Thermomètre: ______

Sévérité de la douleur

1	2	3	4	5	6	7	8	9	10

Déclencheurs

☐ La faim	☐ Insomnie
☐ Lumières vives	☐ Maladie
☐ Café	☐ Fatigue
☐ Stress au travail	☐ Odeurs/ Parfums
☐ Strss à la maison	☐ Motion
☐ Repas sautés	☐ Fatigue des yeux
☐ Anxiété	☐ __________

Mesures d'allègement

Médicament	
L'eau	
Sommeil	
Exercer	
Autres	
Autres	

Notes: _______________________________

Livre de bord de la migraine

Livre de bord de la migraine

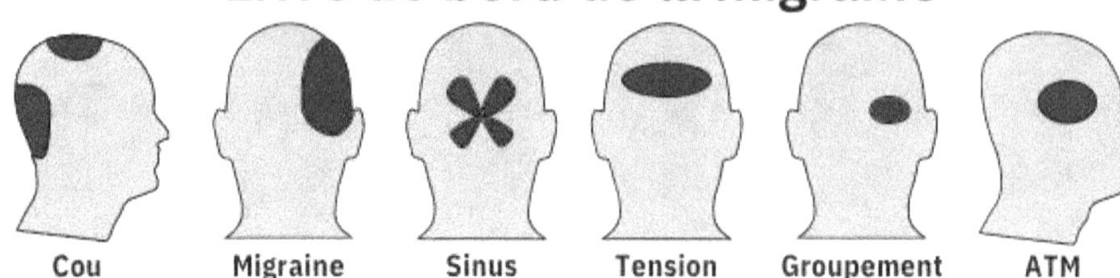

DATE: _______________   TEMPS [ ]: _______________   _______________

Sévérité de la douleur

1	2	3	4	5	6	7	8	9	10

Déclencheurs

☐ La faim   ☐ Insomnie

☐ Lumières vives   ☐ Maladie

☐ Café   ☐ Fatigue

☐ Stress au travail   ☐ Odeurs/ Parfums

☐ Strss à la maison   ☐ Motion

☐ Repas sautés   ☐ Fatigue des yeux

☐ Anxiété   ☐ _______________

Mesures d'allègement

Médicament	
L'eau	
Sommeil	
Exercer	
Autres	
Autres	

Notes: _______________

Livre de bord de la migraine

Livre de bord de la migraine

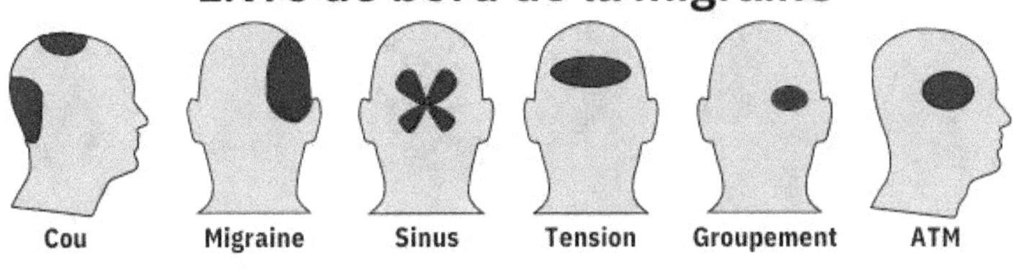

DATE: ______________________   **TEMPS [ ]:** ______________   ______________

Sévérité de la douleur

1	2	3	4	5	6	7	8	9	10

Déclencheurs

- ☐ La faim
- ☐ Lumières vives
- ☐ Café
- ☐ Stress au travail
- ☐ Strss à la maison
- ☐ Repas sautés
- ☐ Anxiété
- ☐ Insomnie
- ☐ Maladie
- ☐ Fatigue
- ☐ Odeurs/ Parfums
- ☐ Motion
- ☐ Fatigue des yeux
- ☐ ______________

Mesures d'allègement

Médicament	
L'eau	
Sommeil	
Exercer	
Autres	
Autres	

Notes: ______________

Livre de bord de la migraine

Livre de bord de la migraine

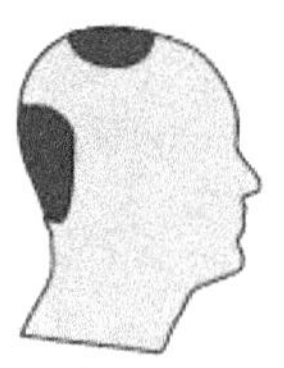 Cou

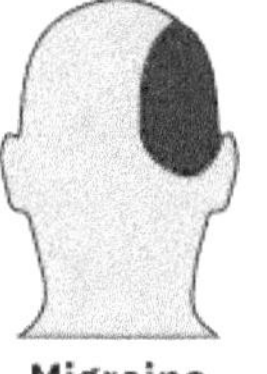 Migraine

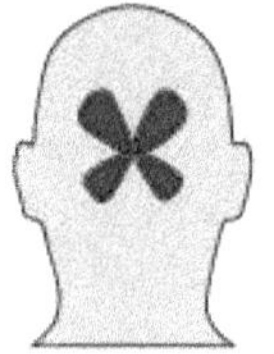 Sinus

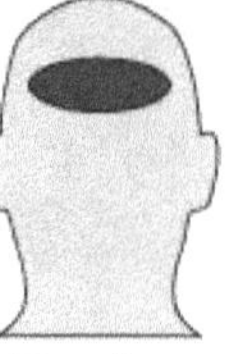 Tension

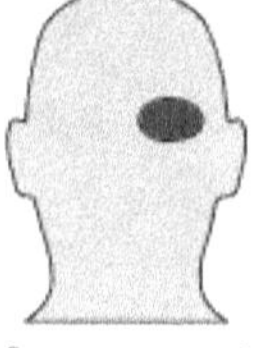 Groupement

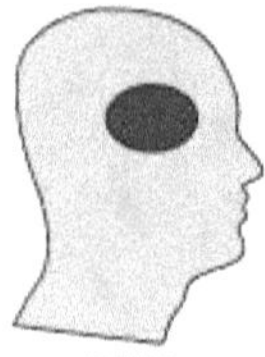 ATM

DATE: _______________   TEMPS [ ]: _______________

Sévérité de la douleur

1	2	3	4	5	6	7	8	9	10

Déclencheurs

- ☐ La faim
- ☐ Lumières vives
- ☐ Café
- ☐ Stress au travail
- ☐ Strss à la maison
- ☐ Repas sautés
- ☐ Anxiété

- ☐ Insomnie
- ☐ Maladie
- ☐ Fatigue
- ☐ Odeurs/ Parfums
- ☐ Motion
- ☐ Fatigue des yeux
- ☐ _______________

Mesures d'allègement

Médicament	
L'eau	
Sommeil	
Exercer	
Autres	
Autres	

Notes: _______________

Livre de bord de la migraine

Livre de bord de la migraine

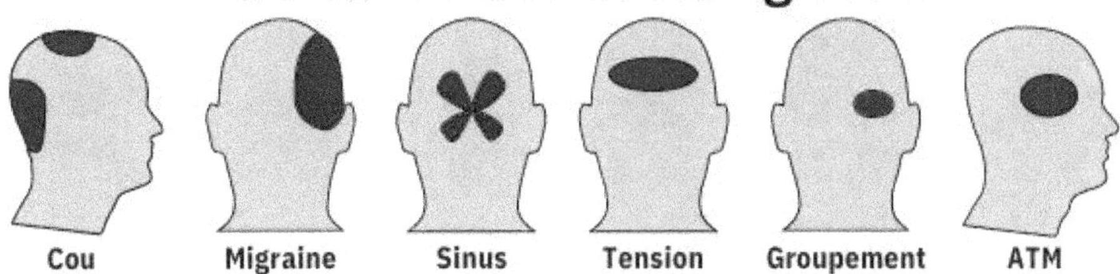

DATE: _______________   TEMPS [ ]: ___________   ___________

| ☐ | ☐ | ☐ | ☐ | ☐ | ☐ | 🌡 _______ |

Sévérité de la douleur

1	2	3	4	5	6	7	8	9	10

Déclencheurs

☐ La faim	☐ Insomnie
☐ Lumières vives	☐ Maladie
☐ Café	☐ Fatigue
☐ Stress au travail	☐ Odeurs/ Parfums
☐ Strss à la maison	☐ Motion
☐ Repas sautés	☐ Fatigue des yeux
☐ Anxiété	☐ _______________

Mesures d'allègement

Médicament	
L'eau	
Sommeil	
Exercer	
Autres	
Autres	

Notes: _______________

Livre de bord de la migraine

Livre de bord de la migraine

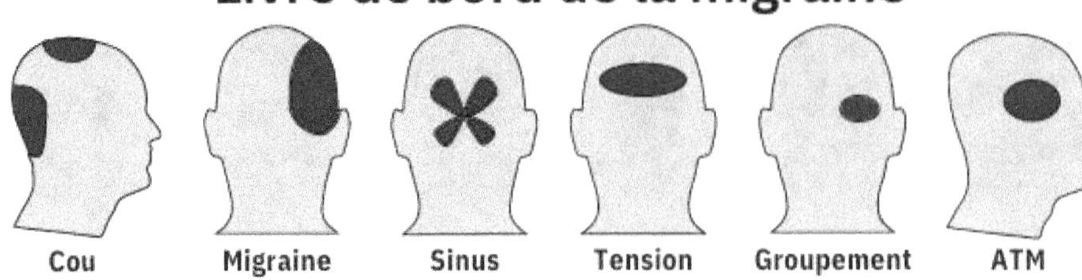

DATE: _________________   TEMPS [ ]: _________________

Sévérité de la douleur

1	2	3	4	5	6	7	8	9	10

Déclencheurs

☐ La faim   ☐ Insomnie

☐ Lumières vives   ☐ Maladie

☐ Café   ☐ Fatigue

☐ Stress au travail   ☐ Odeurs/ Parfums

☐ Strss à la maison   ☐ Motion

☐ Repas sautés   ☐ Fatigue des yeux

☐ Anxiété   ☐ _______________

Mesures d'allègement

Médicament	
L'eau	
Sommeil	
Exercer	
Autres	
Autres	

Notes: _______________

Livre de bord de la migraine

Livre de bord de la migraine

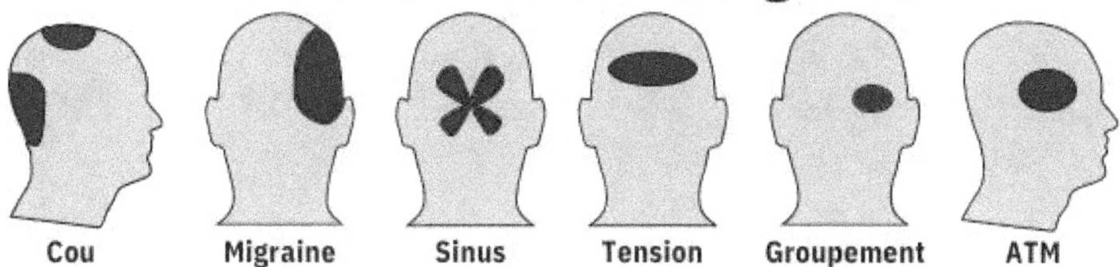

DATE: __________________   TEMPS [ ]: __________   __________

☐ ☐ ☐ ☐ ☐ ☐   __________

Sévérité de la douleur

1	2	3	4	5	6	7	8	9	10

Déclencheurs

☐ La faim   ☐ Insomnie

☐ Lumières vives   ☐ Maladie

☐ Café   ☐ Fatigue

☐ Stress au travail   ☐ Odeurs/ Parfums

☐ Strss à la maison   ☐ Motion

☐ Repas sautés   ☐ Fatigue des yeux

☐ Anxiété   ☐ __________________

Mesures d'allègement

Médicament	
L'eau	
Sommeil	
Exercer	
Autres	
Autres	

Notes: ____

Livre de bord de la migraine

Livre de bord de la migraine

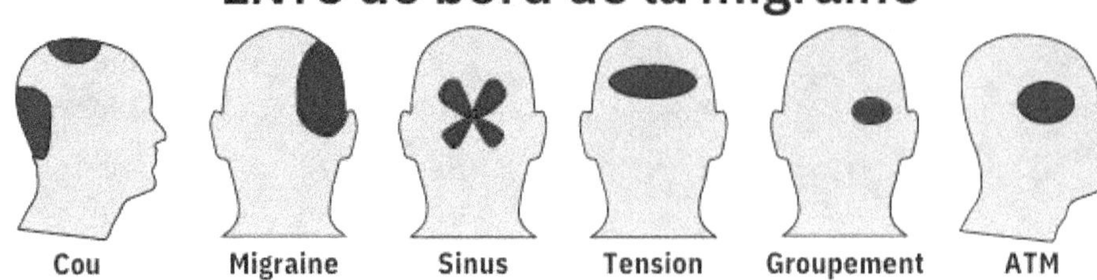

DATE: _______________   TEMPS [ ]: _______________ _______________

Sévérité de la douleur

1	2	3	4	5	6	7	8	9	10

Déclencheurs

☐ La faim   ☐ Insomnie

☐ Lumières vives   ☐ Maladie

☐ Café   ☐ Fatigue

☐ Stress au travail   ☐ Odeurs/ Parfums

☐ Strss à la maison   ☐ Motion

☐ Repas sautés   ☐ Fatigue des yeux

☐ Anxiété   ☐ _______________

Mesures d'allègement

Médicament	
L'eau	
Sommeil	
Exercer	
Autres	
Autres	

Notes: _______________

Livre de bord de la migraine

Livre de bord de la migraine

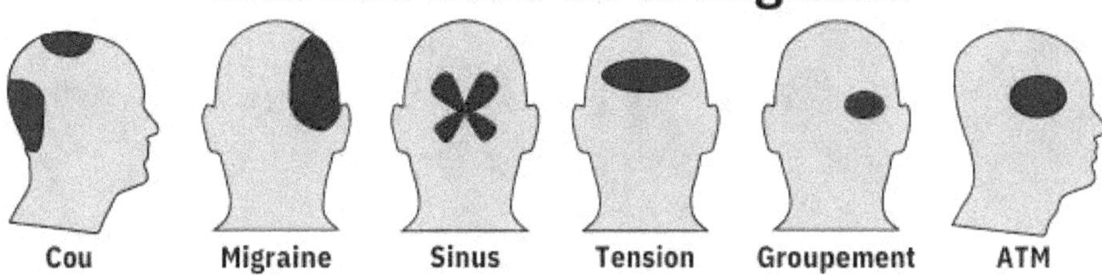

DATE: _______________   **TEMPS [ ]:** _______________   _______________

Sévérité de la douleur

1	2	3	4	5	6	7	8	9	10

Déclencheurs

- ☐ La faim
- ☐ Lumières vives
- ☐ Café
- ☐ Stress au travail
- ☐ Strss à la maison
- ☐ Repas sautés
- ☐ Anxiété

- ☐ Insomnie
- ☐ Maladie
- ☐ Fatigue
- ☐ Odeurs/ Parfums
- ☐ Motion
- ☐ Fatigue des yeux
- ☐ _______________

Mesures d'allègement

Médicament	
L'eau	
Sommeil	
Exercer	
Autres	
Autres	

Notes: ____

Livre de bord de la migraine

Livre de bord de la migraine

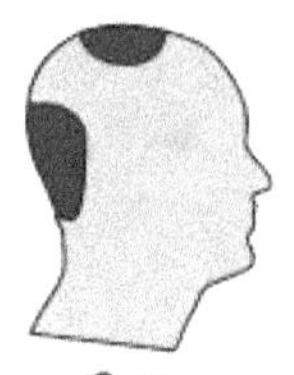
Cou

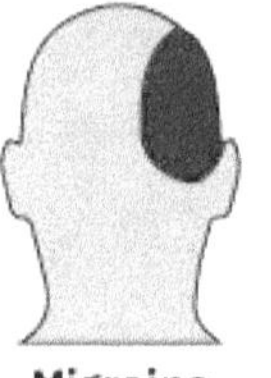
Migraine

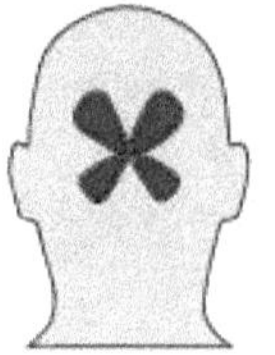
Sinus

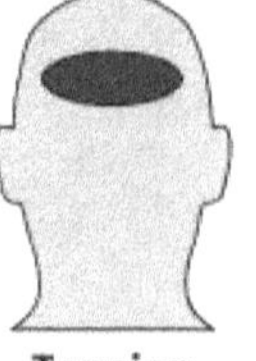
Tension

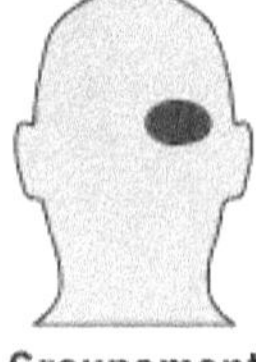
Groupement

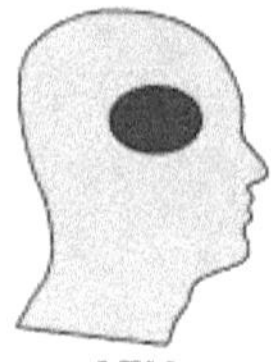
ATM

DATE: ______________ TEMPS [ ]: ______________

Sévérité de la douleur

1	2	3	4	5	6	7	8	9	10

Déclencheurs

- ☐ La faim
- ☐ Lumières vives
- ☐ Café
- ☐ Stress au travail
- ☐ Strss à la maison
- ☐ Repas sautés
- ☐ Anxiété

- ☐ Insomnie
- ☐ Maladie
- ☐ Fatigue
- ☐ Odeurs/ Parfums
- ☐ Motion
- ☐ Fatigue des yeux
- ☐ ______________

Mesures d'allègement

Médicament	
L'eau	
Sommeil	
Exercer	
Autres	
Autres	

Notes: ______________

Livre de bord de la migraine

Livre de bord de la migraine

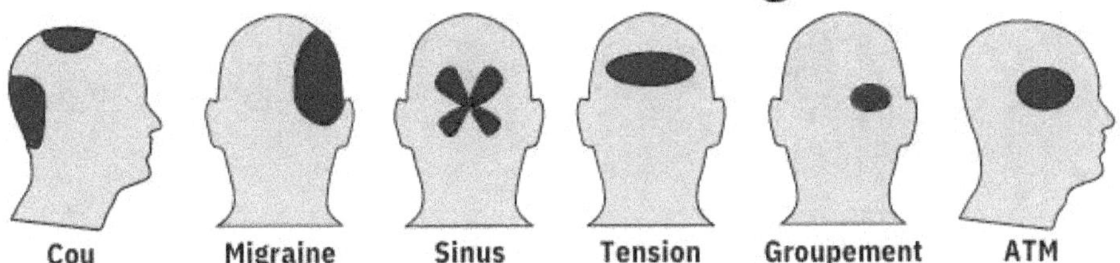

DATE: _______________   TEMPS [ ]: _______________   _______________

☐   ☐   ☐   ☐   ☐   ☐   _______________

Sévérité de la douleur

1	2	3	4	5	6	7	8	9	10

Déclencheurs

☐ La faim	☐ Insomnie
☐ Lumières vives	☐ Maladie
☐ Café	☐ Fatigue
☐ Stress au travail	☐ Odeurs/ Parfums
☐ Strss à la maison	☐ Motion
☐ Repas sautés	☐ Fatigue des yeux
☐ Anxiété	☐ _______________

Mesures d'allègement

Médicament	
L'eau	
Sommeil	
Exercer	
Autres	
Autres	

Notes: _______________

Livre de bord de la migraine

Livre de bord de la migraine

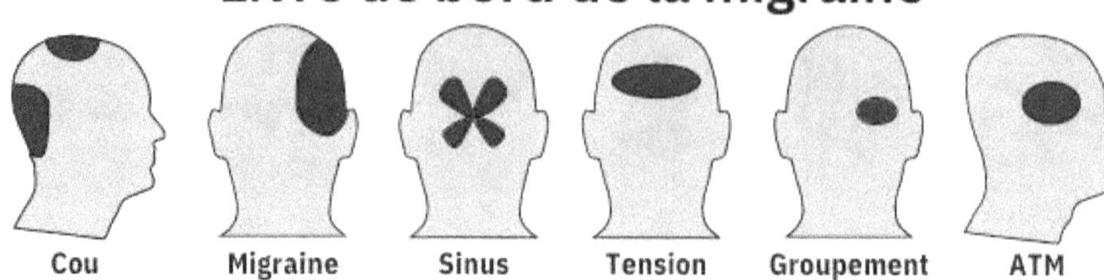

DATE: _______________   TEMPS [ ]: _______________

Sévérité de la douleur

1	2	3	4	5	6	7	8	9	10

Déclencheurs

☐ La faim	☐ Insomnie
☐ Lumières vives	☐ Maladie
☐ Café	☐ Fatigue
☐ Stress au travail	☐ Odeurs/ Parfums
☐ Strss à la maison	☐ Motion
☐ Repas sautés	☐ Fatigue des yeux
☐ Anxiété	☐ _____________

Mesures d'allègement

Médicament	
L'eau	
Sommeil	
Exercer	
Autres	
Autres	

Notes: _______________

Livre de bord de la migraine

Livre de bord de la migraine

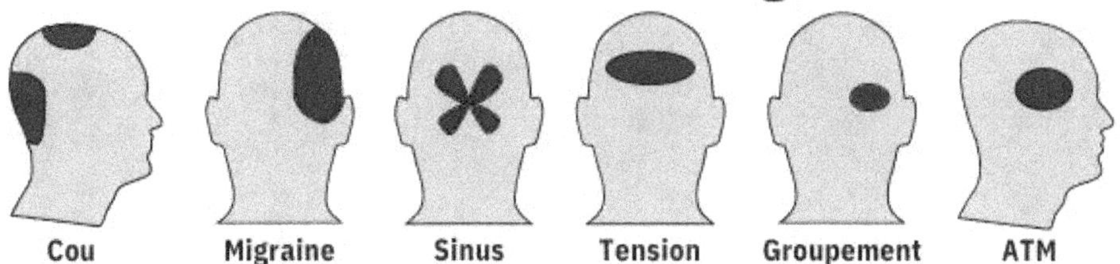

DATE: _______________   **TEMPS [ ]:** _________   _________

Sévérité de la douleur

| 1 | 2 | 3 | 4 | 5 | 6 | 7 | 8 | 9 | 10 |

Déclencheurs

☐ La faim   ☐ Insomnie

☐ Lumières vives   ☐ Maladie

☐ Café   ☐ Fatigue

☐ Stress au travail   ☐ Odeurs/ Parfums

☐ Strss à la maison   ☐ Motion

☐ Repas sautés   ☐ Fatigue des yeux

☐ Anxiété   ☐ _______________

Mesures d'allègement

Médicament	
L'eau	
Sommeil	
Exercer	
Autres	
Autres	

Notes: _______________________________

Livre de bord de la migraine

Livre de bord de la migraine

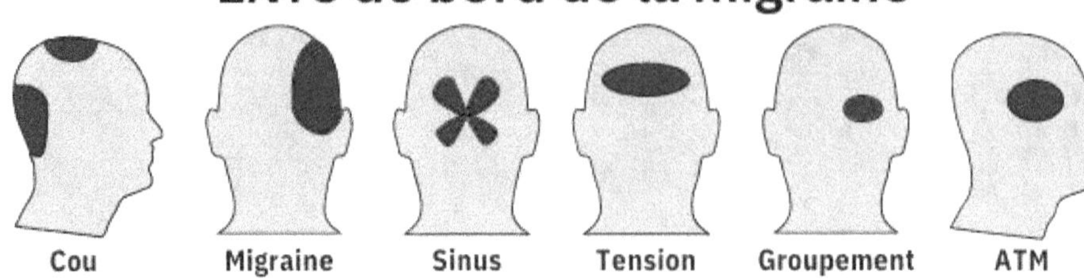

DATE: _______________   TEMPS [ ]: _______________

☐ ☐ ☐ ☐ ☐ ☐

Sévérité de la douleur

1	2	3	4	5	6	7	8	9	10

Déclencheurs

☐ La faim   ☐ Insomnie

☐ Lumières vives   ☐ Maladie

☐ Café   ☐ Fatigue

☐ Stress au travail   ☐ Odeurs/ Parfums

☐ Strss à la maison   ☐ Motion

☐ Repas sautés   ☐ Fatigue des yeux

☐ Anxiété   ☐ _______________

Mesures d'allègement

Médicament	
L'eau	
Sommeil	
Exercer	
Autres	
Autres	

Notes: _______________

Livre de bord de la migraine

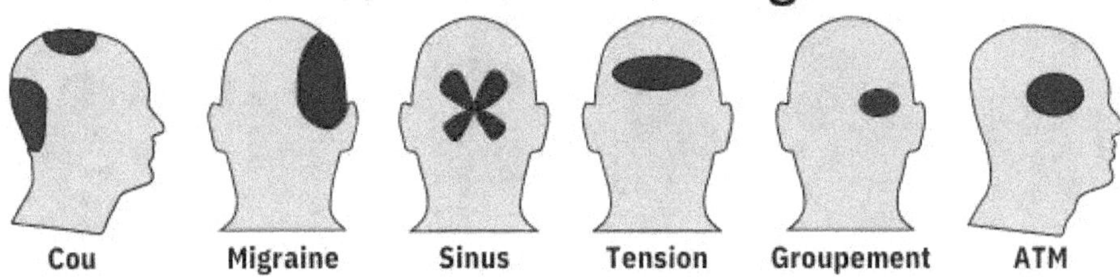

DATE: _______________   TEMPS [ ]: _________   _________

Sévérité de la douleur

1	2	3	4	5	6	7	8	9	10

Déclencheurs

☐ La faim		☐ Insomnie
☐ Lumières vives		☐ Maladie
☐ Café		☐ Fatigue
☐ Stress au travail		☐ Odeurs/ Parfums
☐ Strss à la maison		☐ Motion
☐ Repas sautés		☐ Fatigue des yeux
☐ Anxiété		☐ _____________

Mesures d'allègement

Médicament	
L'eau	
Sommeil	
Exercer	
Autres	
Autres	

Notes: ____

Livre de bord de la migraine

Livre de bord de la migraine

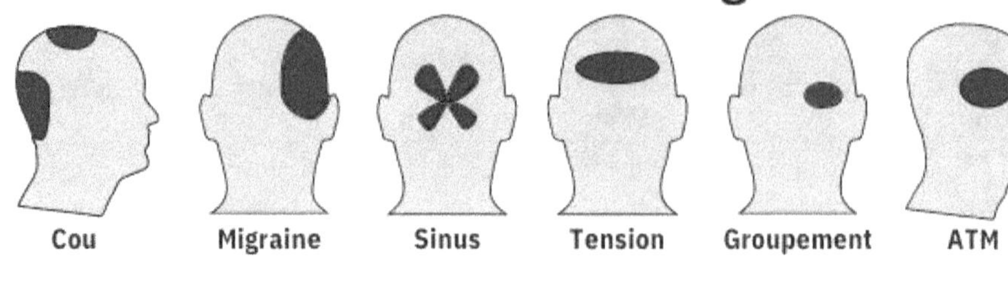

| DATE: _______________ | TEMPS [ ]: _______________ |

Sévérité de la douleur

| 1 | 2 | 3 | 4 | 5 | 6 | 7 | 8 | 9 | 10 |

Déclencheurs

☐ La faim	☐ Insomnie
☐ Lumières vives	☐ Maladie
☐ Café	☐ Fatigue
☐ Stress au travail	☐ Odeurs/ Parfums
☐ Strss à la maison	☐ Motion
☐ Repas sautés	☐ Fatigue des yeux
☐ Anxiété	☐ _______________

Mesures d'allègement

Médicament	
L'eau	
Sommeil	
Exercer	
Autres	
Autres	

Notes: _______________

Livre de bord de la migraine

Livre de bord de la migraine

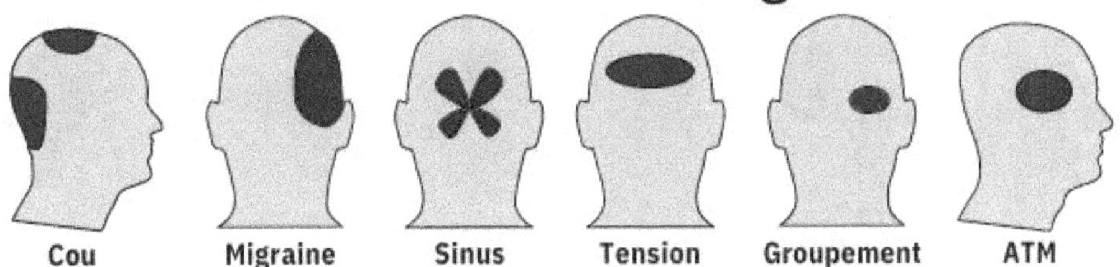

DATE: _____________   TEMPS [ ]: _____________   _____________

☀ ☐   ⛅ ☐   🌤 ☐   🌦 ☐   🌧 ☐   🌨 ☐   🌡 _____________

Sévérité de la douleur

1	2	3	4	5	6	7	8	9	10

Déclencheurs

- ☐ La faim
- ☐ Lumières vives
- ☐ Café
- ☐ Stress au travail
- ☐ Strss à la maison
- ☐ Repas sautés
- ☐ Anxiété

- ☐ Insomnie
- ☐ Maladie
- ☐ Fatigue
- ☐ Odeurs/ Parfums
- ☐ Motion
- ☐ Fatigue des yeux
- ☐ _____________

Mesures d'allègement

Médicament	
L'eau	
Sommeil	
Exercer	
Autres	
Autres	

Notes: _____________

Livre de bord de la migraine

Livre de bord de la migraine

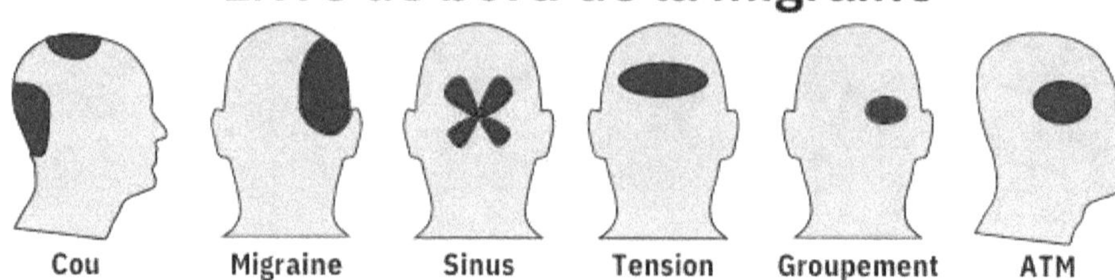

DATE: _____________   TEMPS [ ]: _____________

Sévérité de la douleur

1	2	3	4	5	6	7	8	9	10

Déclencheurs

- ☐ La faim
- ☐ Lumières vives
- ☐ Café
- ☐ Stress au travail
- ☐ Strss à la maison
- ☐ Repas sautés
- ☐ Anxiété

- ☐ Insomnie
- ☐ Maladie
- ☐ Fatigue
- ☐ Odeurs/ Parfums
- ☐ Motion
- ☐ Fatigue des yeux
- ☐ _____________

Mesures d'allègement

Médicament	
L'eau	
Sommeil	
Exercer	
Autres	
Autres	

Notes: _____________

Livre de bord de la migraine

Livre de bord de la migraine

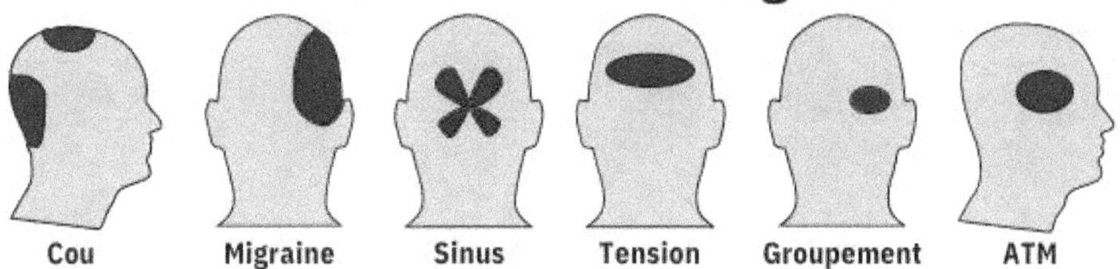

DATE: _______________   TEMPS [ ]: __________   ____________

Sévérité de la douleur

1	2	3	4	5	6	7	8	9	10

Déclencheurs

- ☐ La faim
- ☐ Lumières vives
- ☐ Café
- ☐ Stress au travail
- ☐ Strss à la maison
- ☐ Repas sautés
- ☐ Anxiété

- ☐ Insomnie
- ☐ Maladie
- ☐ Fatigue
- ☐ Odeurs/ Parfums
- ☐ Motion
- ☐ Fatigue des yeux
- ☐ ________________

Mesures d'allègement

Médicament	
L'eau	
Sommeil	
Exercer	
Autres	
Autres	

Notes: ____

Livre de bord de la migraine

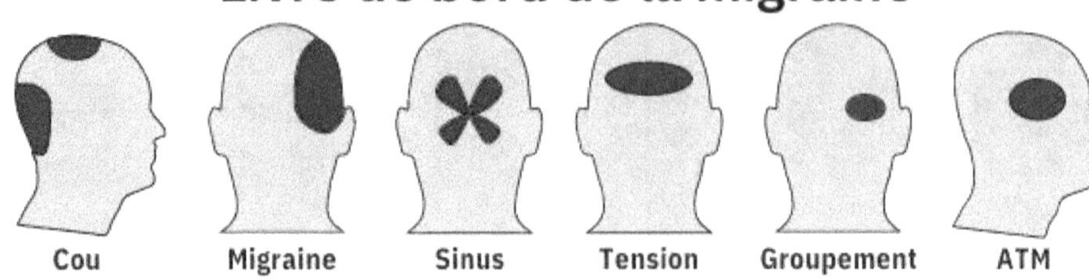

DATE: _______________   TEMPS [ ]: _____________   _______________

Sévérité de la douleur

| 1 | 2 | 3 | 4 | 5 | 6 | 7 | 8 | 9 | 10 |

Déclencheurs

- ☐ La faim
- ☐ Lumières vives
- ☐ Café
- ☐ Stress au travail
- ☐ Strss à la maison
- ☐ Repas sautés
- ☐ Anxiété

- ☐ Insomnie
- ☐ Maladie
- ☐ Fatigue
- ☐ Odeurs/ Parfums
- ☐ Motion
- ☐ Fatigue des yeux
- ☐ _______________

Mesures d'allègement

Médicament	
L'eau	
Sommeil	
Exercer	
Autres	
Autres	

Notes: _______________

Livre de bord de la migraine

Livre de bord de la migraine

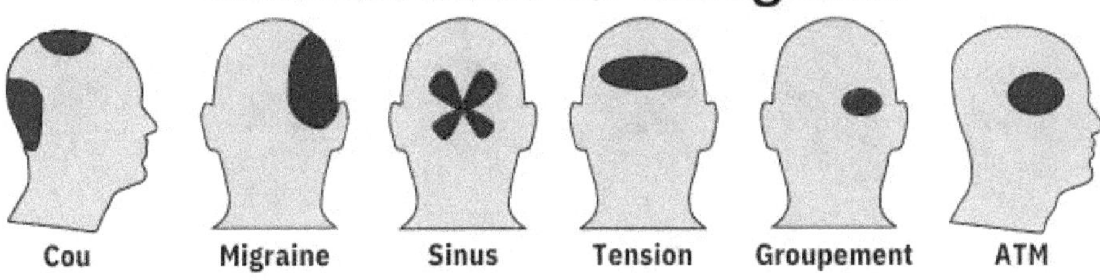

DATE: _______________   TEMPS [ ]: _______________ _______________

☐   ☐   ☐   ☐   ☐   ☐   🌡 _______________

Sévérité de la douleur

1	2	3	4	5	6	7	8	9	10

Déclencheurs

☐ La faim		☐ Insomnie
☐ Lumières vives		☐ Maladie
☐ Café		☐ Fatigue
☐ Stress au travail		☐ Odeurs/ Parfums
☐ Strss à la maison		☐ Motion
☐ Repas sautés		☐ Fatigue des yeux
☐ Anxiété		☐ _______________

Mesures d'allègement

Médicament	
L'eau	
Sommeil	
Exercer	
Autres	
Autres	

Notes: _______________

Livre de bord de la migraine

Livre de bord de la migraine

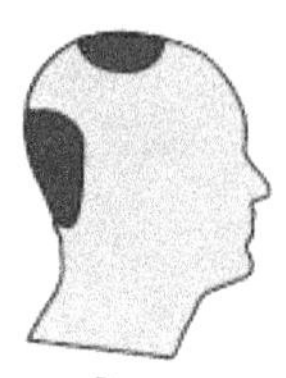 Cou
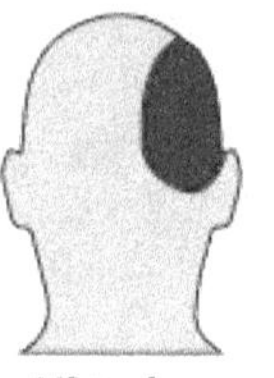 Migraine
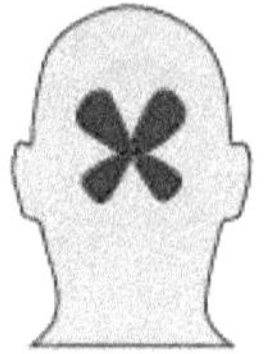 Sinus
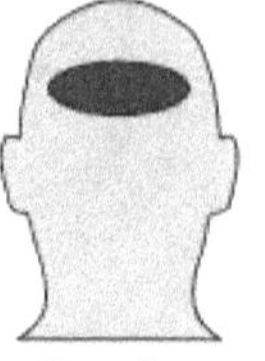 Tension
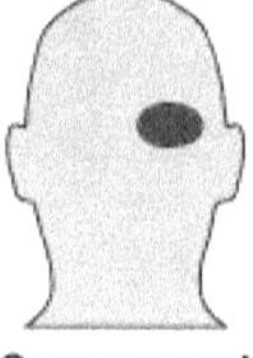 Groupement
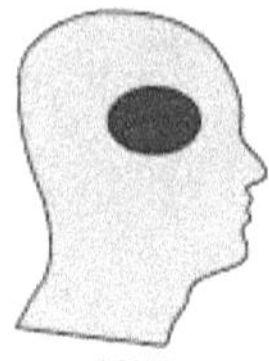 ATM

DATE: _______________   TEMPS [ ]: _______________

Sévérité de la douleur

1	2	3	4	5	6	7	8	9	10

Déclencheurs

☐ La faim   ☐ Insomnie

☐ Lumières vives   ☐ Maladie

☐ Café   ☐ Fatigue

☐ Stress au travail   ☐ Odeurs/ Parfums

☐ Strss à la maison   ☐ Motion

☐ Repas sautés   ☐ Fatigue des yeux

☐ Anxiété   ☐ _______________

Mesures d'allègement

Médicament	
L'eau	
Sommeil	
Exercer	
Autres	
Autres	

Notes: _______________

Livre de bord de la migraine

Livre de bord de la migraine

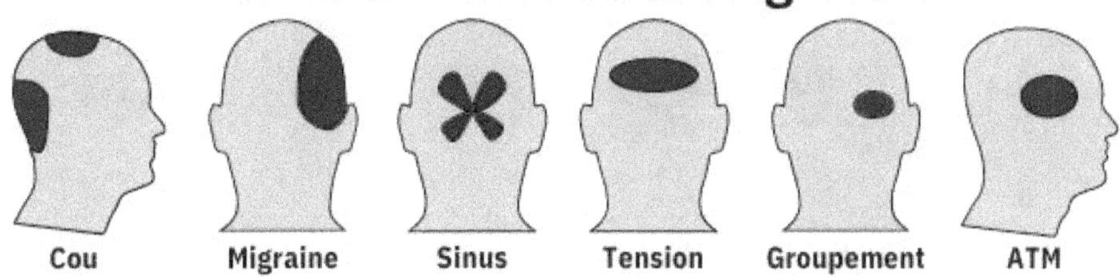

DATE: _______________   TEMPS [ ]: _______________   _______________

☀ ☁ ⛅ 🌦 ☁ 🌧 🌡

☐   ☐   ☐   ☐   ☐   ☐

Sévérité de la douleur

1	2	3	4	5	6	7	8	9	10

Déclencheurs

☐ La faim	☐ Insomnie
☐ Lumières vives	☐ Maladie
☐ Café	☐ Fatigue
☐ Stress au travail	☐ Odeurs/ Parfums
☐ Strss à la maison	☐ Motion
☐ Repas sautés	☐ Fatigue des yeux
☐ Anxiété	☐ _______________

Mesures d'allègement

Médicament	
L'eau	
Sommeil	
Exercer	
Autres	
Autres	

Notes: _______________

Livre de bord de la migraine

Livre de bord de la migraine

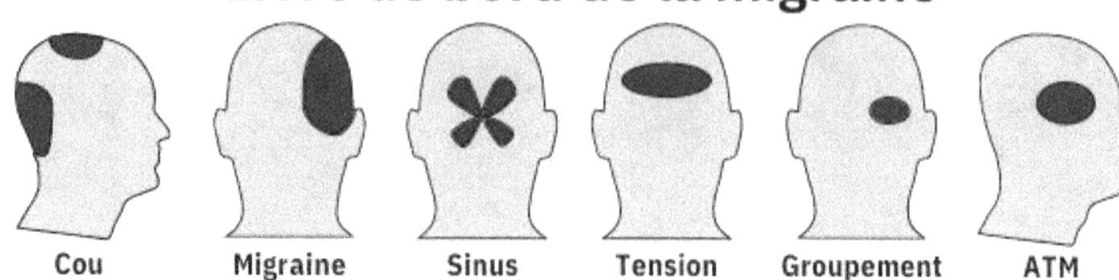

DATE: _________________ TEMPS [ ]: _________________

☐ ☐ ☐ ☐ ☐ ☐ 🌡 _______

Sévérité de la douleur

1	2	3	4	5	6	7	8	9	10

Déclencheurs

☐ La faim	☐ Insomnie
☐ Lumières vives	☐ Maladie
☐ Café	☐ Fatigue
☐ Stress au travail	☐ Odeurs/ Parfums
☐ Strss à la maison	☐ Motion
☐ Repas sautés	☐ Fatigue des yeux
☐ Anxiété	☐ _____________

Mesures d'allègement

Médicament	
L'eau	
Sommeil	
Exercer	
Autres	
Autres	

Notes: _______________________________

Livre de bord de la migraine

Livre de bord de la migraine

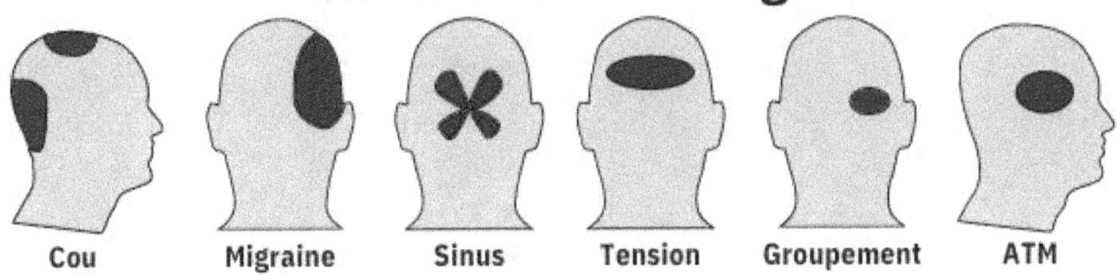

DATE: _______________   TEMPS [ ]: _______________ _______________

Sévérité de la douleur

1	2	3	4	5	6	7	8	9	10

Déclencheurs

- ☐ La faim
- ☐ Lumières vives
- ☐ Café
- ☐ Stress au travail
- ☐ Strss à la maison
- ☐ Repas sautés
- ☐ Anxiété

- ☐ Insomnie
- ☐ Maladie
- ☐ Fatigue
- ☐ Odeurs/ Parfums
- ☐ Motion
- ☐ Fatigue des yeux
- ☐ _______________

Mesures d'allègement

Médicament	
L'eau	
Sommeil	
Exercer	
Autres	
Autres	

Notes: _______________

Livre de bord de la migraine

Livre de bord de la migraine

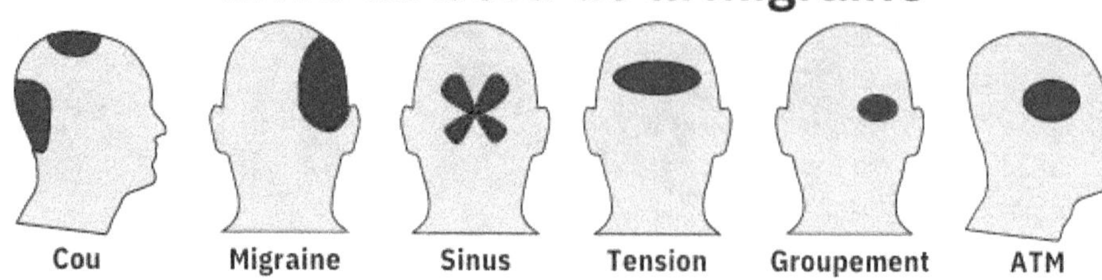

DATE: _______________   TEMPS [ ]: _______________

☐   ☐   ☐   ☐   ☐   ☐   🌡 _______________

Sévérité de la douleur

1	2	3	4	5	6	7	8	9	10

Déclencheurs

☐ La faim   ☐ Insomnie

☐ Lumières vives   ☐ Maladie

☐ Café   ☐ Fatigue

☐ Stress au travail   ☐ Odeurs/ Parfums

☐ Strss à la maison   ☐ Motion

☐ Repas sautés   ☐ Fatigue des yeux

☐ Anxiété   ☐ _______________

Mesures d'allègement

Médicament	
L'eau	
Sommeil	
Exercer	
Autres	
Autres	

Notes: _______________

Livre de bord de la migraine

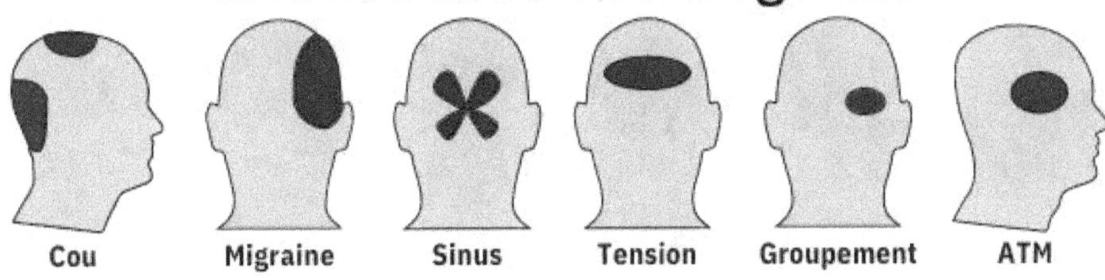

DATE: _______________   TEMPS [ ]: _____________   ___________

Sévérité de la douleur

1	2	3	4	5	6	7	8	9	10

Déclencheurs

☐ La faim	☐ Insomnie
☐ Lumières vives	☐ Maladie
☐ Café	☐ Fatigue
☐ Stress au travail	☐ Odeurs/ Parfums
☐ Strss à la maison	☐ Motion
☐ Repas sautés	☐ Fatigue des yeux
☐ Anxiété	☐ _______________

Mesures d'allègement

Médicament	
L'eau	
Sommeil	
Exercer	
Autres	
Autres	

Notes: _______________________________

Livre de bord de la migraine

Livre de bord de la migraine

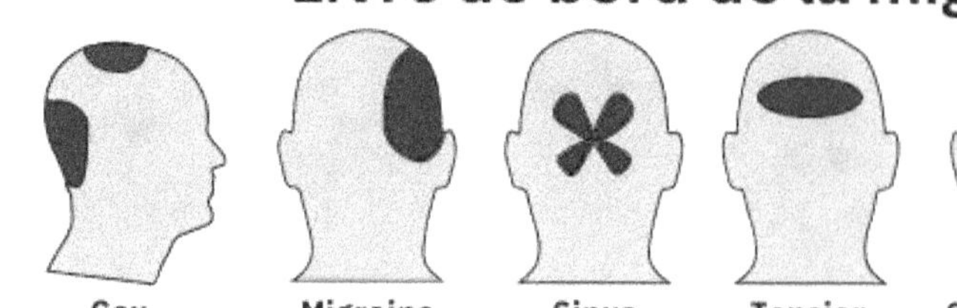

DATE: _________________ TEMPS [ ]: _________________

☐ ☐ ☐ ☐ ☐ ☐

Sévérité de la douleur

1	2	3	4	5	6	7	8	9	10

Déclencheurs

☐ La faim	☐ Insomnie
☐ Lumières vives	☐ Maladie
☐ Café	☐ Fatigue
☐ Stress au travail	☐ Odeurs/ Parfums
☐ Strss à la maison	☐ Motion
☐ Repas sautés	☐ Fatigue des yeux
☐ Anxiété	☐ ____________

Mesures d'allègement

Médicament	
L'eau	
Sommeil	
Exercer	
Autres	
Autres	

Notes: _______________

Livre de bord de la migraine

Livre de bord de la migraine

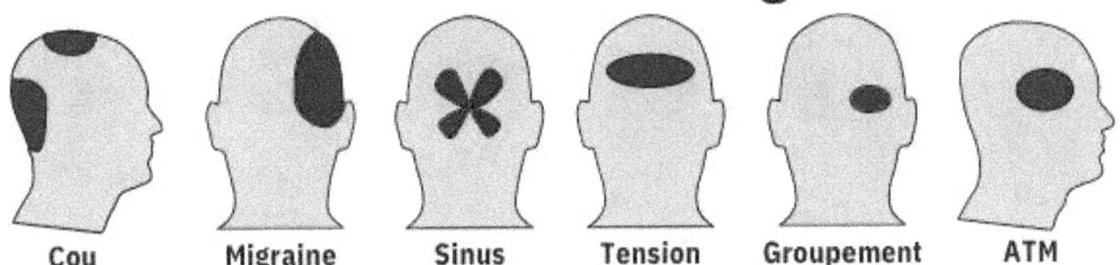

DATE: __________________   TEMPS [ ]: __________________

☐ ☐ ☐ ☐ ☐ ☐   🌡 __________

Sévérité de la douleur

1	2	3	4	5	6	7	8	9	10

Déclencheurs

☐ La faim   ☐ Insomnie

☐ Lumières vives   ☐ Maladie

☐ Café   ☐ Fatigue

☐ Stress au travail   ☐ Odeurs/ Parfums

☐ Strss à la maison   ☐ Motion

☐ Repas sautés   ☐ Fatigue des yeux

☐ Anxiété   ☐ __________________

Mesures d'allègement

Médicament	
L'eau	
Sommeil	
Exercer	
Autres	
Autres	

Notes: _______________________________________

Livre de bord de la migraine

Livre de bord de la migraine

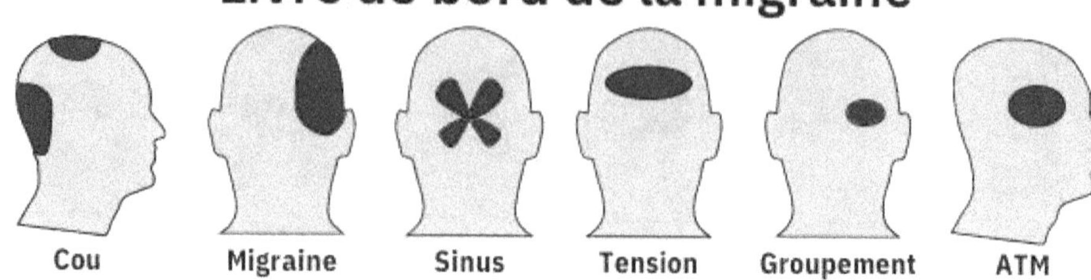

DATE: _______________   TEMPS [ ]: _______________

☐ ☐ ☐ ☐ ☐ ☐ 🌡 _______________

Sévérité de la douleur

1	2	3	4	5	6	7	8	9	10

Déclencheurs

☐ La faim   ☐ Insomnie

☐ Lumières vives   ☐ Maladie

☐ Café   ☐ Fatigue

☐ Stress au travail ☐ Odeurs/ Parfums

☐ Strss à la maison ☐ Motion

☐ Repas sautés   ☐ Fatigue des yeux

☐ Anxiété   ☐ _______________

Mesures d'allègement

Médicament	
L'eau	
Sommeil	
Exercer	
Autres	
Autres	

Notes: _______________

Livre de bord de la migraine

Livre de bord de la migraine

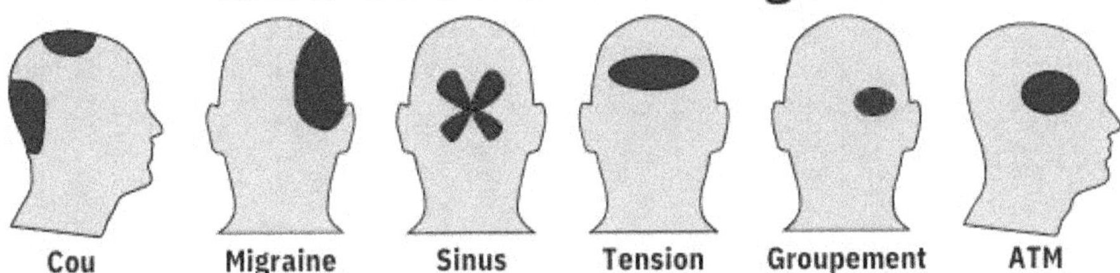

DATE: ______________________   TEMPS [ ]: ________________ ____________

Sévérité de la douleur

1	2	3	4	5	6	7	8	9	10

Déclencheurs

☐ La faim	☐ Insomnie
☐ Lumières vives	☐ Maladie
☐ Café	☐ Fatigue
☐ Stress au travail	☐ Odeurs/ Parfums
☐ Strss à la maison	☐ Motion
☐ Repas sautés	☐ Fatigue des yeux
☐ Anxiété	☐ _______________

Mesures d'allègement

Médicament	
L'eau	
Sommeil	
Exercer	
Autres	
Autres	

Notes: ____________________________________

Livre de bord de la migraine